羟基磷灰石软组织填充剂

专家治疗技术

CALCIUM HYDROXYLAPATITE
SOFT TISSUE FILLERS
EXPERT TREATMENT TECHNIQUES

主　编

［荷］贾尼·范·洛格姆　（Jani Van Loghem）

主　译

宋月星　李奕頔　林立荃　杜建龙

副主译

蔡　瑞　刘　颖　王祚轩　吴威翰　张　俊

北方联合出版传媒（集团）股份有限公司
辽宁科学技术出版社

Calcium Hydroxylapatite Soft Tissue Fillers: Expert Treatment Techniques, 1st Edition,
by Jani Van Loghem, 9781138055124
Authorized translation from the English language edition published by CRC Press, a member of the
Taylor & Francis Group, LLC.

©2025辽宁科学技术出版社。
著作权合同登记号：第06-2024-48号。

图书在版编目（CIP）数据

羟基磷灰石软组织填充剂：专家治疗技术 / （荷）贾
尼·范·洛格姆（Jani Van Loghem）主编；宋月星等主译 .
沈阳：辽宁科学技术出版社，2025. 6. -- ISBN 978-7-5591
-4076-0

Ⅰ . R625
中国国家版本馆 CIP 数据核字第 202542M08V 号

出版发行：辽宁科学技术出版社
　　　　　（地址：沈阳市和平区十一纬路25号　邮编：110003）
印　刷　者：河南瑞之光印刷股份有限公司
经　销　者：各地新华书店
幅面尺寸：210 mm×285 mm
印　　张：14
字　　数：450千字
出版时间：2025年6月第1版
印刷时间：2025年6月第1次印刷
出　品　人：陈　刚
责任编辑：凌　敏　于　倩
封面设计：顾　娜
版式设计：袁　舒
责任校对：闻　洋

书　　号：ISBN 978-7-5591-4076-0
定　　价：198.00元

联系电话：024—23284356
邮购热线：024—23284502
E—mail：lingmin19@163.com
http://www.lnkj.com.cn

目　录

译者名单

主译

宋月星　西安曲江新区乐益星华医疗美容诊所
李奕颐　安黛医疗集团
林立荃　广州安美医疗美容门诊部
杜建龙　保定蓝山医疗美容医院

副主译

蔡　瑞　昆明心悦医疗美容门诊部
刘　颖　陕西西安高一生医疗美容医院
王祚轩　尼斯诊所（台湾）
吴威翰　重庆杰里米医疗美容诊所
张　俊　上海鑫铭融生物科技有限公司

译者

毕　珍　台州维多利亚整形美容医院
胡杏林　湖南省郴州市第一人民医院皮肤科
黄昭编（WONG CHAU LOON）　上海安奈美医疗美容诊所
寇晨程　西安奥美尚医疗美容诊所
王肖琴　苏州吴中维多利亚美容医院
叶晏其　北京美莱万柳医疗美容诊所
余式普　火箭军总医院
张　鹏　河南大学附属郑州颐和医院
朱志娟　广州曙光医疗美容医院

鸣谢

北京百特美文化发展有限公司

在当今医疗美容领域，随着科技的不断进步与创新，各类新型材料及技术层出不穷，为求美者带来了更多元化的选择与更优质的治疗体验。而羟基磷灰石作为一种极具潜力的微球类填充剂，在国际上早已广泛应用于临床实践，积累了丰富的应用经验与研究成果。然而，国内对这类填充剂的认知与应用尚处于逐步发展阶段，部分专业人士及求美者对其特性、优势以及规范使用方法等存在一定的误解或认知不足。

正是基于这样的背景，我有幸翻译了这本 *Calcium Hydroxylapatite Soft Tissue Fillers Expert Treatment Techniques*。本书聚焦于羟基磷灰石软组织填充剂在医疗美容领域的应用，从基础理论、材料特性、临床操作技巧到术后护理等多方面进行了系统而深入的阐述。通过翻译本书，我期望能够打破国内对微球类填充剂的固有印象，让国内的医疗美容从业者以及相关研究人员能够更加全面、客观地了解羟基磷灰石软组织填充剂。书中详细介绍了其独特的物理化学性质，如何使其在组织填充中展现出卓越的稳定性和生物相容性；同时，丰富的临床案例分析与专家治疗技巧分享，为国内医生在实际操作中提供了极具参考价值的指导，帮助大家更加合理地运用这一产品，充分发挥其在改善面部轮廓、修复皮肤凹陷等方面的独特优势，提升治疗效果与安全性。

值得一提的是，本书的翻译出版恰逢国内两款羟基磷灰石软组织填充剂正式获批上市。这不仅意味着这些在市场上已经推广多年的填充剂终于获得了完全合规的身份，更是国内材料科学在医疗美容领域取得显著进步的重要标志。这反映出国内对医疗美容产品监管的日益规范与严谨，同时也体现了国内在相关材料研发、生产以及临床应用研究等方面的不断探索与提升。合规的上市，为国内医疗美容市场的健康发展注入了新的活力，也为临床医生提供了更多经过严格验证的优质选择，进一步推动了国内医疗美容行业向规范化、专业化发展。

在翻译过程中，我始终秉持着严谨、准确的原则，力求将原著的精髓完整地呈现给国内读者。尽管在专业术语的转换、文化差异的协调等方面遇到了诸多挑战，但凭借着对医疗美容事业的热爱以及对知识传播的责任感，我努力克服了这些困难。希望通过我的翻译工作，能够搭建起一座连接国内外医疗美容知识与经验的桥梁，促进学术交流与技术共享，助力国内医疗美容行业在国际舞台上绽放更加耀眼的光芒。

最后，我要感谢所有在翻译过程中给予我支持与帮助的同行、专家以及出版团队。正是有了你们的专业指导、宝贵意见以及辛勤付出，才使得这本书能够顺利面世。我相信，这本书的出版将为国内医疗美容领域带来新的启发与思考，让我们共同期待它在临床实践中的广泛应用，为更多求美者带来美丽与健康的福音。

宋月星　医生

2025 年 5 月　于西安

编者说明

Shino Bay Aguilera

Shino Bay Aguilera 博士是一位屡获殊荣的世界知名美容皮肤科医生、皮肤外科医生和激光美容专家；他还获得了美国骨科皮肤病学院皮肤科双认证。他在激光和美容医学方面接受过 20 多年的高级培训，是一位在医学杂志上发表过文章的临床研究人员。他曾担任佛罗里达州诺瓦大学皮肤科住院医师项目的首席医疗主任，伊利湖骨科医学院、阳光海岸大学和哥伦比亚波哥大罗萨里奥大学的皮肤科助理教授。

Aguilera 博士是 Cynosure、Allergan、Galderma、Merz、Solta 和 Skin Ceuticals 的顶级国际医师培训师和主题发言人，他在世界各地教授医师如何正确使用最新的激光先进技术和美容技术。他曾获得世界顶尖医生颁发的"顶级皮肤美容医生奖"，连续两年获得美容学院颁发的"最佳非手术面部美容奖"，以及"全美最热门美容医生奖"，并一直是全美面部 Sculptra 注射量"第一"的医生。他是 Merz、Allergan、Galderma 和许多其他领先美容产品制造商的顾问委员会成员。他还参与了一家全球领先激光制造商的 FDA 临床试验研究，并被要求确定最佳治疗方案，以最大限度地提高新兴光电和美容技术的安全性和有效性。Aguilera 博士还是 Obagi 和 Solta 的演讲人和培训师。世界上许多大的美容公司都认为他是该行业的关键意见领袖。

Nabila Azib

Azib 医生是摩洛哥拉巴特的一名整形外科医生。2005 年获得巴黎医院医学院文凭后，她成为 Expert2Expert 的成员。10 年来，她一直在国际上发表演讲，并与他人合著了多部书籍。多年来，她一直担任迪拜国际美容医学大会（ICAAM）的科学总监，戛纳 Face2Face 大会的学术协调人现在是欧洲美容医学与外科学院（ECAMS）的高级教师。作为一名整形外科医生，她对解剖学以及以经验为导向的治疗方法的重要性有着深刻的见解。

Sebastian Cotofana

Cotofana 博士是美国加州大学洛杉矶分校医学教育系解剖学副教授和外科系外科副教授。他于 2008 年获得德国慕尼黑路德维希 - 马克西米利安大学医学博士学位。他的第一个医学博士学位也来自路德维希 - 马克西米利安大学。2015 年，他在奥地利萨尔茨堡帕拉塞尔苏斯医科大学获得第二个解剖学博士学位。在完成创伤外科住院医师培训后，Cotofana 博士转入基础科学和研究领域，并来到罗斯大学医学院担任解剖学副教授。2017 年，他搬到了纽约州奥尔巴尼，加入了奥尔巴尼医学院的团队。

科研工作方面，Cotofana 博士擅长解剖学、面部胚胎学和组织学。他是许多会议、国际会议和研讨会的国际演讲者和现场演示者。Cotofana 博士还担任十多家科学杂志的审稿人，发表了 50 多篇同行评审文章和书籍。

Steven Dayan

作为一名面部整形外科医生、教授和研究员，Dayan 博士在医学期刊上发表了 120 多篇文章，并编写了 5 本专著。他是《纽约时报》和 *USATODAY* 的畅销书作者。他获得的荣誉包括美国医学协会（AMA）基金会领导奖，以及包括 Castle Connolly 和《美国新闻与世界报道》在内的众多机构授予的"顶级医生"称号。作为一家医学研究公司、一家医学营销公司、一家皮肤护理培训中心和一家医学教育公司的创始人，他始终站在美容产品、思维和教育的最前沿。他是美国皮肤外科学会（ASDS）、美国美容外科学会（AAPFRS）和美国整形外科学会（ASAPS）的会员，在面部整形外科学会担任民选职务，并担任《面部整形外科档案》《美容外科杂志 ASJ》（ASAPS 的官方杂志）、《面部整形外科》和《美容皮肤科》的编委。他目前是《现代美容杂志》的联合编辑和《面部整形外科时报》的医学编辑，同时还具有兼职教授身份——教授一门广受欢迎的本科生课程"美容科学及其对文化和商业的影响"——这是他的畅销书《潜意识的暴露》的基础。

Dayan 博士是一位著名的教育家、国际知名的主题演讲人，同时也是一位善于"从大处着眼"的人。他对更深层次的知识和对人类行为的理解有着永不满足的渴望，他以善于挑战医学现状和传统智慧而著称。

Oumama Draoui

Draoui 博士曾是摩洛哥拉巴特大学公立医院和法国巴黎莫城医院 APHP 公立医院的实习生。她曾在巴黎第十三大学皮埃尔与玛丽 – 居里颌面外科实习，并获得颌面外科和口腔科 AFSA 学位。目前，她是法国 Merz 实验室的注射材料医疗总监，自 2011 年以来一直担任专家培训师，并撰写了多篇文章和美容医学共识指南。

John Leonardo

John Leonardo 自 2014 年起在多伦多地区的莱昂纳多医学专业公司（LMPC）担任执行董事。他将 11 年的麻醉师经验带入了慢性疼痛管理和美容医学领域，将富血小板血浆（PRP）等尖端技术作为创新手术的基础，例如用于治疗勃起功能障碍（ED）的 PriapusShot®。

2007—2013 年，美国消费者研究委员会将 Leonardo 医生评为美国最优秀的麻醉师之一。他目前是美国麻醉学委员会（ABA）的学位获得者。他曾是纽约州麻醉医师协会（NYSSA）和美国麻醉医师协会（ASA）的成员。他于 2014 年在加拿大获得了安大略内科和外科医生学院（CPSO）的慢性疼痛管理的独立执业认证。此后，Leonardo 博士于 2016 年被评为慢性疼痛管理领域的全球年度品牌专业人士。他继续与他的团体诊所合作，同时继续在大学和医疗诊所担任美学和性健康讲师。

Jani Van Loghem

Jani Van Loghem 擅长具有年轻化效果的治疗技术，如注射、吸脂、激光和化学焕肤。他一直负责阿姆斯特丹大学医学中心新的官方医学——美容医学——两年制课程的内容和实施，在该课程中，Jani 是注射美容模块的主讲教师和协调人。

Jani 说："美容医学是一门新兴的医学专业。我和其他专家一样认真对待我的患者。美容医学是一个快速发展、令人兴奋的领域，我希望成为这一发展的一部分。"

学医之余，Jani 在普外科和美容整形外科担任初级医生。他在不同的私人诊所以及许多大会、会议、培训课程和讲习班中学到了美容方面的知识。凭借医学生物学家的背景和深入研究文献的兴趣，他对美容医学背后的科学知识有了透彻的了解，并将这些知识运用到了他自己的诊所——UMA 研究所的日常实践中。

阿姆斯特丹的 UMA 研究所为患者提供从美容医学和整形外科到皮肤治疗和美容师护理等各种治疗。

在阿姆斯特丹的 UMA 研究所，Jani 每年都会接待来自世界各地的数十名医生，为他们提供注射美容方面的专业高级培训课程。他还在许多国际会议上发表演讲，包括 AMWC、Face2Face、IMCAS、WCAD、AMEC、ADAC 等。Jani 曾在 Allergan、Merz Aesthetics 和 Ipsen 等制药公司工作过，并作为关键意见领袖周游世界，拜访同行，分享他的知识、技巧和窍门，尤其是有关 CaHA 产品 Radiesse 的知识、技巧和窍门。作为全球创始导师，Jani 为默兹高级美学研究所的国际培训计划奠定了基础，并积极参与了默兹美学提供的许多培训计划的开发。

Tatjana Pavicic

Tatjana Pavicic 博士是一名获得医学委员会认证的皮肤科医生，擅长整形手术和美容治疗，在慕尼黑拥有自己的私人诊所。在慕尼黑路德维希 – 马克西米利安大学攻读医学专业后，她于 2004 年在慕尼黑大学皮肤病与过敏症医院（Klinik und

Poliklinik für Dermatologie und Allergologie der LMU）开始了自己的皮肤科职业生涯，并于 2008 年获得了委员会认证。2007—2014 年，她担任美容与激光皮肤科主任。她特别注重面部和身体的整体个性化治疗，将肉毒毒素、填充剂和激光、射频技术，以及微聚焦超声波等能量设备相结合。

Pavicic 博士是国际知名的高级美容皮肤病学和外科手术的演讲者和培训师，也是多个国家和国际皮肤病与美容协会的成员。她是国际皮肤美容外科联盟（DASIL）的财务主管、国际焕肤学会（International Peeling Society）的秘书长、英卡思学院（IMCAS Academy）的董事会成员、法国皮肤病学会（French Dermatologic Society）的名誉会员、皮肤药物学会（Society of Dermopharmacy）皮肤美容小组的前任主席，以及国际皮肤外科学会（ISDS）的前任董事会成员。自 2001 年以来，Pavicic 博士在皮肤科和美容领域的国际期刊上发表了大量论文（60 多篇著作和书籍章节）。她的主要研究领域之一是综合治疗以及填充并发症的避免和治疗。她参与了多项关于不同分子和化合物（肉毒毒素、皮肤填充剂、激光、能量设备、皮肤化妆品及其组合）的研究。此外，Pavicic 博士还在上海和瓦伦达世界大学接受过医疗管理和市场营销方面的培训。

Wouter J.Peeters

Wouter J.Peeters 是整形、重建和美容外科专家。他毕业于安特卫普大学和鲁汶大学医学系。他在鲁汶大学接受了整形外科培训，在马斯特里赫特大学接受了显微外科培训。Peeters 医生还曾在比利时 Kortrijk 的 Groeninge 医院接受手部和美容外科培训。他在耶鲁大学和斯德哥尔摩卡罗林斯卡学院进一步学习了美容外科知识。他还在罗马、巴黎、慕尼黑、汉堡和达拉斯学习了乳房手术、手部手术和面部年轻化的最新技术。数年来，他一直担任安特卫普卓越导师中心课程的主持人，向年轻同行传授乳房美容与整形手术。

Peeters 医生于 2012 年在安特卫普开始私人执业，主要从事面部和四肢的皮肤年轻化治疗。他与

Merz Aesthetics 公司合作开展了多项与 CaHA 使用相关的临床试验，也是比利时首批 Cellfina（R）用户之一。

Anna Daniil Ovna Sergeeva

Anna Daniil Ovna Sergeeva 医学博士是性传播疾病和皮肤病专家，在 Yutskovskaya 教授诊所担任美容师，并在 Yutskovskaya 教授诊所位于俄罗斯莫斯科的学校担任培训师。

Pieter Siebenga

Siebenga 博士于 2012 年毕业于阿姆斯特丹大学医学院。毕业后，他开始在外科实习，并在莱顿大学医院完成了关于健康受试者实验性疼痛模型的表征和再评估的博士学位。2018 年，他加入了 Jani Van Loghem 博士和 Job Thuis 博士的团队，完成了美容医学住院医师培训，目前正积极参与 UMA 研究所的研究项目。

Luis Soro

Soro 博士在佛罗里达州迈阿密出生并长大。他在宾夕法尼亚大学获得学士学位，主修生物学和化学。从新东南大学医学院毕业后，他在宾夕法尼亚州利哈伊谷健康网络完成了皮肤科住院医师培训，并在第 3 年担任住院总医师。他与 Shino Bay Aguilera 医生一起在佛罗里达州劳德代尔堡工作。

Soro 医生在整个培训期间获得了各种奖项，包括美学、临床和外科会议奖学金。他在协会非常活跃，多次在皮肤科会议上发表演讲，撰写了多篇科学论文和教科书章节，同时还志愿参加社区皮肤癌筛查。他是拉金社区医院住院医师的皮肤科助理教授，并经常邀请其他研究员、住院医师和学生成为住院医师。

Job Thuis

作为荷兰第一位完成两年学术课程的官方美容医师，Job Thuis 目前在阿姆斯特丹 UMA 研究所工作。在普外科工作 3 年后，他找到了自己的工作激情，并将自己的职业生涯完全献给了美容事业。自

2014 年以来，Job Thuis 一直担任荷兰 Merz 公司的美学临床教育者，同时也是美姿美学的关键意见领袖。他对医生进行了注射和微创美容手术方面的培训，并认为学习美容医学的艺术和实践是一个终身的旅程。

Job Thuis 热衷于使用有效、安全的程序和产品，为患者带来美丽、自然的效果。他的专长是美容医学和微创美容手术，通过无创或微创手术来改善面部和身体，只使用局部麻醉，以达到最大的舒适度和安全性。这也让他的患者可以直接回家，毫不拖延地恢复正常活动，而且停工期也比较短。

Thuy-van Tina Ho

Thuy-van Tina Ho 目前是伊利诺伊大学芝加哥分校的面部整形与重建外科研究员，并于 2018 年完成了研究工作。她曾就读于弗吉尼亚大学医学院，并在堪萨斯大学医学中心完成了耳鼻喉科住院医师培训。

Yates Yen-Yu Chao

Yates Yen-Yu Chao 是著名的美容皮肤科专家，活跃于世界各地的讲师 / 培训师，并在大型国际会议上做主题发言。在 20 多年的实践中，他创新并发表了许多新颖的技术。位于中国台湾地区台北市的赵氏美容医学研究所为世界各地的医生提供培训。目前，他是激光、设备、填充剂、肉毒毒素和护肤品等领先品牌的顾问委员会成员。

Yana A.Yutskovskaya

Yana A.Yutskovskaya 教授是一名医学博士，也是俄罗斯卫生部 PSMUHPESEI 系皮肤性病学和美容学专业的全职教授。她拥有一个连锁诊所：Yutskovskaky 教授诊所有限公司（符拉迪沃斯托克）和 Yutskovskaya 教授诊所有限公司（莫斯科）。她是莫斯科 Yutskovskaya 教授注射技术学校的创始人、全国皮肤科医生和美容师联盟董事会成员、俄罗斯联邦卫生监督局自由专家、性别医学专家协会（莫斯科）主席、《化妆品与医学》杂志科学编辑，并在各种杂志上发表了 500 多篇文章。自 2005 年以来，Yutskovskaya 教授一直是远东美容医学协会的创始人和主席，以及远东美容医学系的主席。

肉毒毒素治疗专家地区间公共组织成立于 2008 年，旨在联合神经科、皮肤美容科、眼科、泌尿科、牙科，以及其他在临床实践中使用肉毒毒素制剂，并为肉毒毒素治疗发展做出贡献。作为"Yutskovskaya 教授注射技术学校（莫斯科）"科学项目的负责人，她于 2013 年被俄罗斯自然科学院授予"科学院创始人"称号。

Yutskovskaya 教授对 CaHA 改善皮肤质地的特性进行了非常重要的临床研究。她是第一个证明和量化 Radiesse 注射所产生的弹性蛋白的人，并开创了许多非面部适应证。

视　频

有本书的读者可通过 www.routledge.com/cw/loghem 访问全文引用的视频

如上述网址无法观看视频，请采用下述方法观看视频

扫码看配套视频

▶ **配套视频**
深入讲解书中内容

先扫这个码

00018HWANQJVUGH

扫码授权 ▲ [仅限 2 人认证]

< 注意点 >

· 在移动设备未购买流量固定费用服务的情况下，可能会产生高额流量费用，请注意。

· 本视频可能会在无通知的情况下出现变更、修正，还可能下架，请知悉。

· 由于是随书附赠的视频，本视频不属于用户服务的适用对象，请知悉。

Radiesse®
羟基磷灰石概述

Oumama Draoui, Jani Van Loghem, Wouter J. Peeters, and
Pieter Siebenga

1

目　录

历史

羟基磷灰石（CaHA）可在自然界中找到，它是一种存在于石头中的天然矿物质，也存在于动物的骨骼和牙齿中。CaHA 也是一种人体矿物质，主要由钙和磷酸盐组成。在用于医学美容之前，Radiesse® 的活性成分 CaHA 已被用于其他一些治疗适应证，包括牙科、整形外科和耳鼻喉科（ENT）手术。欧洲药品管理局（EMA）和美国食品和药物监督管理局（FDA）对其进行了严格的安全性和有效性评估，结果良好，然后才批准用于美容领域[1]。

20 世纪 90 年代初，一种名为 Coaptite 的 CaHA 产品（由 Bristol-Meyers Squibb 开发）被用于治疗尿失禁。1999 年，美国 Bioform Medical 公司收购了这项技术，并进一步开发了面部适应证，直到 2001 年才治疗了第 1 例患者。2003 年，一种名为 Radiance 的产品获得了美国食品和药物监督

管理局（FDA）的批准，该产品后来被重新命名为 Radiesse。

2004 年，在美容领域，Radiesse 作为医疗器械获得了欧洲医学协会（EMA）的初步批准。2006 年，它获得了用于整形和重建手术的 CE 标准，可用于面部深层真皮和皮下软组织填充。同年，FDA 批准 Radiesse 用于治疗中重度皱纹和褶皱（如鼻唇沟），以及恢复和（或）矫正人类免疫缺陷病毒（HIV）患者的脂肪萎缩[2]。2015 年，FDA 还批准 Radiesse 用于非面部适应证，如手部填充。2009 年，生产公司 Bioform Medical 被德国制药公司 Merz Pharma 收购，Radiesse 在全球多个市场重新上市，销售额急剧增长。该公司 Radiesse 的专利配方导致了长达 10 年的垄断，2013 年，市场向 CaHA 产品的其他生产商开放。自 2003 年推出 CaHA 产品以来，该产品的配方一直没有发生变化，直到 2016 年才在美国市场推出利多卡因版本，并在全球范围内进一步推广。2018 年，至少还有

两家制造商开始按照 Radiesse 的规格生产 CaHA 产品。由于迄今为止，大多数研究和经验都是通过 Radiesse 进行和获得的，因此本书中讨论的研究和技术都是通过该产品进行的。不过，在应用本书所涉及的不同技术时，也可以使用具有类似特性的其他 CaHA 产品。

背景

Radiesse® 是一种以 CaHA 为基质的填充剂，适用于填充容量的适应证，它通过真皮深层或皮下注射进行治疗[2]。它既能恢复和调整失去的容量，又能改善皮肤质地。对于后者，目标细胞是成纤维细胞，CaHA 注射可为其提供主要"营养"：钙。钙是指甲、牙齿和骨骼中的矿物质成分（中等身材的成年人约 1kg），也存在于皮肤和软组织中（约为 10g）。因此，钙具有生物相容性，在细胞分化、基因转录调节、肌肉收缩和细胞黏附等许多新陈代谢和生理过程中发挥着重要作用。钙在体内的化学储存形式是 CaHA，这种矿物结构包含两种元素：钙和磷酸（以 Ca^{2+} 和 PO_4^{3-} 的形式存在）。人体与所有脊椎动物类似，在需要储存或动员钙时，可诱导 CaHA 生成和分解机制[3]。

Radiesse® 由 30% 的 CaHA 微球和 70% 的辅料凝胶组成，辅料凝胶的主要成分是水（无菌注射用水）、甘油和羧甲基纤维素钠（CMC）。CaHA 微球参与了 Radiesse 的三重功效：填充、刺激胶原蛋白和弹性蛋白的生成，以及通过对成纤维细胞的细胞作用产生紧肤效果。CaHA 微球呈球形，表面光滑，可最大限度地减少注射时对皮肤的创伤和严重的副作用（包括肉芽肿）[4-5]。在生产过程中，微球的尺寸被校准为 25~45μm，这是避免被巨噬细胞吞噬的最佳尺寸。由于很少看到巨噬细胞，因此有人认为 CaHA 微球主要是通过酶分解的，其次是通过吞噬作用降解，从而确保了完全的可吸收性[4]。Radiesse（+）® 的成分与 Radiesse 完全相同，但在生产过程中添加了 0.3% 的盐酸利多卡因粉末。

科学

CaHA 微球

CaHA 的化学式为 $Ca_{10}[PO_4]_6[OH]_2$。CaHA 微球的直径为 25~45μm。由于它们 > 15μm，巨噬细胞无法正常吞噬。相反，它们会通过一种尚未明确的机制缓慢溶解，可能是巨噬细胞外分泌酸化物质，导致 CaHA 溶解为钙离子和磷酸根离子。微球光滑的表面有直径约为 2μm 的微孔（图 1.1、图 1.2）。

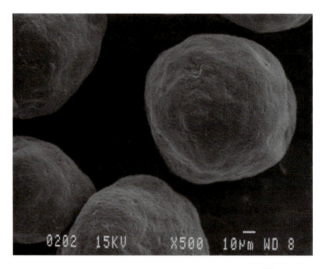

图 1.1　正常 CaHA 微球的扫描电子显微镜图像[6]

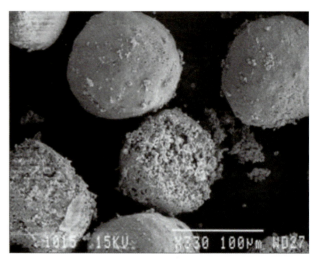

图 1.2　溶解后的 CaHA 微球的扫描电子显微镜图像[6]

作用方式

注入 CaHA 后，CMC 凝胶和 CaHA 微球体会立即产生 1 : 1 的校正效果，这意味着除了一过性创伤性水肿外，由于 CaHA 的非亲水性，临床矫正效果与初始注射量相当。由于 CMC 凝胶的高弹性，矫正效果立竿见影[7]。注射后，CaHA 微球在注射部位形成网络，钙离子刺激周围成纤维细胞合成胶原蛋白和弹性蛋白[8]。组织中合成了致密的胶原蛋白和弹性纤维网络，从而产生填充效果并改善皮肤质地。几个月后，CaHA 被完全吸收，并被新形成的胶原蛋白网取代，从而提供可持续的结构支撑。具有生物相容性且可完全生物降解的 CaHA 微球会逐渐被分解，并通过巨噬细胞的降解和吞噬作用代谢为钙离子和磷酸根离子[6]。降解和吸收机制完成后，释放出的离子与体内天然存在的离子相同，并进入代谢循环，自然排出体外[6]。因此，CaHA 是一种非永久性的可完全吸收的产品。

总之，在注射时，主要注射两种成分：活性生物刺激成分（CaHA，占体积的 30%）和水性载体凝胶（占体积的 70%）。凝胶由水、甘油和羧甲基纤维素钠（CMC）组成，具有 GRAS 认证（被 FDA、GDA 普遍认为安全）；在含利多卡因的产品中还添加了利多卡因粉末。

CaHA 具有双重效果，可增加皮肤容量。大约 3 个月后，CMC 凝胶将被吸收，同时 CaHA 微球将吸引并刺激成纤维细胞生成胶原纤维。CMC 凝胶会产生立竿见影的效果，而 CaHA 微球作为支架并诱导胶原蛋白新生，则会产生长期效果。这种作用模式已在组织学研究中得到证实。被 CaHA 微球激活的成纤维细胞的数量仍不清楚（图 1.3）。

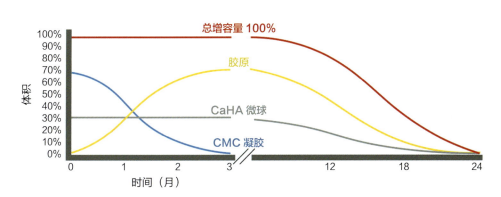

图 1.3 凝胶降解和胶原体积最初增大，随着颗粒溶解而缓慢减小的可能效果持续时间示意图（注：这是作者的解释）

Berlin 等在组织学研究中证实了 Ⅲ 型和 Ⅰ 型胶原纤维的形成[9]。Yutskovskaya 证实，注射 CaHA 后，不仅是胶原蛋白，弹性蛋白的生成也会上调[10]。钙离子被认为在成纤维细胞活化过程中发挥着重要作用。由于 CaHA 微球（25～45μm）过大，无法被巨噬细胞内吞，因此会通过降低 pH 在细胞外分解。这会导致局部 Ca^{2+} 浓度升高，通过特殊的 Ca^{2+} 通道对成纤维细胞产生直接的细胞内效应。这导致向高浓度 Ca^{2+} 趋化、编码胶原蛋白和弹性蛋白的基因转录、增殖、分化成肌成纤维细胞，以及激活处于收缩状态的肌成纤维细胞（图 1.4）。

CMC 凝胶和 CaHA 微球的吸收

可证明的填充持续时间通常为 10～14 个月，但作者偶尔也看到过在 6～9 个月有效代谢的患者。而其他医生则通过照片证明，产品在 2 年甚至 3 年后仍有一定的填充效果。

流变学

由于市场上有不同的 CaHA 产品，因此无法对其一般流变特性做出统一的说明。CaHA 的主要流变特性是高弹性（GI）和高黏度（η*），这使其

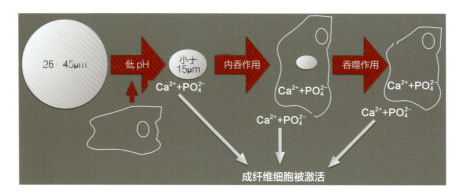

图 1.4 可能的作用机制：成纤维细胞无法内吞 25～45μm 的微球，因此会释放细胞因子来降低 pH。由于组织 pH 降低，CaHA 溶解并分裂成 Ca^{2+} 和 PO_4^{2-}。Ca^{2+} 通过已知途径激活成纤维细胞。一旦微球变得足够小（＜15μm），可以被吞噬细胞吞噬，它就会被巨噬细胞内吞

在注射部位具有即时填充效果。与其他皮肤填充剂相比，Radiesse 是黏度最高的填充剂之一，这意味着它能停留在注射部位，不会向周围组织扩散。它还具有高弹性——凝胶受压后恢复初始形状的能力。这使它比许多其他皮肤填充剂具有更强的提升能力，从而使 CaHA 成为美容医生的多用途产品 [7, 11]。这些物理特性使该产品在不稀释的情况下非常经济，因为与市场上黏度和弹性较低的同类透明质酸产品相比，只需较少量的注射就能达到同样的美容效果。使用利多卡因和（或）生理盐水稀释，可以降低 CaHA 的黏弹性。

CaHA 的安全概况

肉芽肿形成

针对 CaHA 的安全性和耐受性已经进行了广泛的研究。在专门使用 CaHA 产品治疗的患者中，尚未发现肉芽肿。这可能是因为 CaHA 是一种人体矿物质，未经人体改性。相比之下，交联透明质酸（HA）产品形成肉芽肿的概率更高。这可能是由于交联的透明质酸分子基本上改变了三维结构，从而有可能触发免疫系统。CaHA 球体表面光滑，因此肉芽肿形成的概率要小于表面不规则或有尖刺的情况。有一些关于注射 CaHA 后肉芽肿形成的报道，但正如 Lemperle 等所观察到的，在所有填充剂中，Radiesse 似乎是肉芽肿形成概率最低的一种 [4]。

骨骼形成

无孔陶瓷 CaHA 和大孔 CaHA（具有高度有序的孔隙结构，孔隙为 10～500μm）可实现骨结合。大孔 CaHA 的大孔很容易使纤维血管生长。非陶瓷 CaHA 骨水泥被广泛应用于修复骨缺损的整形手术中。非陶瓷 CaHA 骨水泥在重建手术中被广泛用于修复骨缺损，然后慢慢被新长出的骨取代 [9, 12]。CaHA 微球具有微孔。颗粒的孔隙只有 2～5μm，太小则无法促进纤维血管的生长和骨的形成。迄今为止，还没有在皮下注射 Radiesse 在皮下组织形成骨骼的病例记录。至于沿骨膜注射是否会通过某种方式刺激骨膜，从而促进更长的填充和骨形成，目前尚无定论。据作者所知，没有任何文章能明确证明这种可能性。

正常情况下，成骨细胞是生成骨基质的必要条件，因此，在软组织中注射 CaHA 产品不会导致骨形成。此外，一项体外研究表明，间充质干细胞可受到双相 CaHA 产品（BCPs）的刺激，这取决于它们的物理特征和化学成分 [13]。这些产品可调节干细胞的行为，不同来源的干细胞在基因表达谱上存在固有差异，BCPs 可诱导干细胞向骨 - 软骨化方向发展 [13]。本研究使用了专为成骨设计的特定 CaHA 产品，这些产品具有特定的表面特征和必要的孔隙，有利于骨基质的生成。软组织填充剂产品颗粒光滑，没有孔隙，在任何研究中都没有发现其与骨基质的形成有关。

由于 CaHA 并非骨骼，而是骨骼和牙齿中的一种矿物质成分，因此无法形成骨骼。真皮或皮下组织中不存在骨祖细胞或骨形态形成蛋白。此外，存在于软组织中的微小运动可防止骨生成。大量文献描述了 CaHA 在各种软组织应用中的使用情况，说明没有骨生成[4]。

放射能见度

Carruthers 等观察了注射后的普通 X 线片和计算机断层扫描（CT）。他们发现，13% ~ 56% 的病例在 X 线片上呈现淡淡的混浊[14]。而在 CT 扫描中，96.7% ~ 100% 的病例都能清楚地看到更明确的白色混浊[14]。Tzikas 的研究显示，在嘴唇注射后 7 个月，CT 扫描仍能看到该产品[15]。Pavicic 在磁共振成像研究中发现，CaHA 在 2.5 年后可实现完全生物降解[16]。

CaHA 的益处

CaHA 不仅是一种填充产品，还能促进两种对皮肤质地至关重要的蛋白质的合成：Ⅰ型胶原蛋白和弹性蛋白。通过对注射后 1 个月和 6 个月的活检切片进行显微分析，证明了 CaHA 对Ⅰ型胶原蛋白合成的刺激作用[6, 8]。通过对注射 CaHA 后不同时间点的活检切片进行免疫组化分析，证明了 CaHA 对弹性纤维合成的刺激作用[8]。Radiesse 是唯一证明有新生弹性的填充剂和组织诱导剂[10]。

除了在功能上刺激成纤维细胞合成新的胶原蛋白和弹性蛋白外，CaHA 还在成纤维细胞的结构方面发挥作用。人体皱纹处的成纤维细胞的功能行为与正常成纤维细胞不同，收缩力明显降低。在与成纤维细胞接触时，CaHA 能将衰老皱纹处的成纤维细胞的收缩力提高到几乎等同于正常皮肤成纤维细胞的水平[17]。钙能够将成纤维细胞转化为肌成纤维细胞，这是弹性蛋白和胶原蛋白生成的最佳成纤维细胞构象。真皮成纤维细胞的分化和功能成熟及其胶原蛋白和弹性蛋白的合成增加[8, 17]，从而改善了皮肤的紧致度[18]。

钙可直接作用于成纤维细胞的增殖和活化，从而增加内源性胶原蛋白的生成，但也可以通过酶的作用间接作用于胶原蛋白的生成，从而减缓胶原蛋白的降解。胶原蛋白是年轻肌肤的重要元素，可被胶原酶Ⅰ降解，其作用是裂解胶原纤维。胶原蛋白是由表皮最深层的基底角质细胞合成的。在皮肤老化过程中，角质细胞的增殖和更新速度减慢，导致表皮变薄。生理钙梯度调节着角质细胞的更新和分化[19-20]。分化后的角质细胞会从基底层向钙环境更集中的皮肤上层移动。这一分化和迁移过程会减少胶原酶Ⅰ的合成和分泌[21]。注射 CaHA 后，表皮中钙浓度的增加会刺激角质形成细胞的分化和转移。

在钙的作用下，角质细胞的转化周期会加快，从而加快角质层的更新，这也是临床上观察到注射 CaHA 后皮肤光泽和肤色得到改善的原因。

皮肤的水合作用还取决于表皮层的脂质合成，这一过程依赖于钙。角质细胞由表皮脂质结合在一起，表皮脂质具有锁水能力。它们有助于维持皮肤的保护屏障，对皮肤的健康至关重要。这些表皮脂质主要由神经酰胺组成，由角质形成细胞合成。如果缺乏这些脂质，皮肤就会变得脆弱和缺水。钙浓度低时，角质细胞合成的表皮神经酰胺很少。钙浓度高时，角质细胞会分化并增加脂质的合成[20]。因此，钙有助于加强皮肤的水合作用和细胞凝聚力，这也是注射 Radiesse 后能长期改善皮肤质地的另一个好处。根据最近发表的文献综述结果，CaHA 似乎具有良好的安全性。迄今为止，结节是最常见的不良反应。在报道的结节中，49% 发生在"动态"区域，目前已知该区域较易出现结节。有几种治疗方法可以治疗 CaHA 结节；但在大多数情况下，CaHA 结节并不明显，无须干预即可消退[22]。

结论

CaHA 的成分已经过充分研究和确认，其中 70% 的 CMC 凝胶比例可立即产生丰盈效果并让人立即感到满意，而 30% 的缓慢起效并完全可吸收的 CaHA 微球比例可确保刺激成纤维细胞，并促进胶原蛋白和弹性蛋白的合成。因此，CaHA 是美容市场上独一无二的填充剂产品，可针对不同的目标群体。

CaHA 是一种具有单一配方的完整产品，可让医生对绝大多数美容适应证进行矫正、填充或投射。它的流变特性使其在提升或下颌线年轻化方面优于透明质酸填充剂。没有亲水性，它能同时确保 1:1 的即时填充和提升效果，并能长期改善皮肤质地，是所有美容诊所的必备产品。

稀释和注射技术

引言

几十年来，软组织填充剂一直被用于矫正皱纹、褶皱和软组织容量的损失。作为一种真正的填充剂，CaHA 可以注射到骨膜上、皮下和真皮深层等不同的组织层。稀释后的 CaHA 还可用于更浅层的真皮年轻化注射。CaHA 是一种经典的软组织填充剂，在皮下注射后，CaHA 可诱导组织细胞和成纤维细胞反应，作为新组织形成的支架，刺激填充剂周围的胶原蛋白和弹性蛋白形成，从而持续改善美感[6, 8-9, 24]。

Amselem 和 CogornoWasylkowski 首次发表了关于在手臂、腹部和大腿真皮浅层注射稀释后的 CaHA，皮肤得到改善的报告[25-26]。人们对 CaHA 的胶原刺激能力越来越感兴趣，因此开发了皮下注射技术，以刺激真皮层再生，同时又不会产生膨胀效果[10, 27-29]。

一个全球美容医师专家小组审查了在面部和身体安全有效使用稀释和超稀释 CaHA 的现有证据，并比较了个人经验[30]。

稀释或超稀释

CaHA 可以不同的稀释度进行注射。未被稀释时，这种填充剂具有很高的黏弹性，非常适合骨膜植入和容量填充[31]。CaHA 通常与利多卡因和（或）生理盐水以 5:1 的比例稀释（0.3mL 利多卡因/生理盐水与 1.5mL CaHA 混合）。稀释后的产品

更易操作，可用于更浅表的注射而不会改变其疗效[32]。即使稀释比例≥1:1，也只能重塑，而没有填充效果。在 2018 年发表的共识文件中，概述了人体的不同部位，以及在安全性和有效性方面的首选稀释比例[31]。作者建议每 100cm² 注射约 1.5mL CaHA。对于正常皮肤，建议使用 1:2 至 1:1 的稀释比例。对于脆弱的薄皮肤，使用 1:2 或更高的稀释度更为安全（表 1.1 和图 1.5）。

表 1.1　稀释后的总体积

配方：1.5~3.0mL/100cm² (10cm×10cm)		
未稀释的 CaHA	稀释比例	总体积/注射 100cm²
1.5mL	1:1	3mL
	1:2	4.5mL
3.0mL	1:1	6mL
	1:2	9mL

注：1.5mL CaHA 的稀释注射器至少应为 5mL，3mL CaHA 需要 10mL

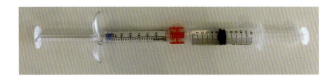

图 1.5　3mL CaHA 注射器与 10mL 注射器对接

产品混合物

无菌或"清洁混合"在稀释过程中至关重要。除了 5:1 的"经典"混合比例外，还应确保注射器的大小足以容纳填充剂和稀释剂的混合液。为了避免治疗部位长时间麻木，以及利多卡因引起的脂肪毒性效应，应将利多卡因的用量限制在最多 1mL，并在所需稀释剂量中加入生理盐水。

需要在两个注射器之间轻轻来回混合几次（每回至少 10 次），以确保产品的均匀性。如果稀释比例＞1:1，混合物在混合后会迅速分离。建议在注射前立即重新混合（表 1.2、表 1.3）。

表 1.2　按 1∶1 稀释的混合物

未稀释的 CaHA	利多卡因	盐水
1.5mL	0.5mL	1mL
3.0mL	0.5mL	2.5mL

表 1.3　按 1∶2 稀释的混合物

未稀释的 CaHA	利多卡因	盐水
1.5mL	0.5mL	2.5mL
3.0mL	0.5mL	5.5mL

锐针与钝针的对比

与皮肤填充剂的其他适应证一样，选择锐针还是钝针取决于注射部位和个人舒适度或偏好。作者强烈建议使用钝针，以减少瘀伤并避免产品显露。

注射 CaHA 以改善肤质时，大多是进行大面积治疗。钝针与锐针相比，注射后疼痛和瘀青较少[23, 33–34]，这是对身体大面积区域（如四肢）进行注射时的一个重要考虑因素。

在填充时，建议在真皮深层和骨膜层注射 CaHA，而超稀释 CaHA 则在真皮浅层注射。如果皮肤很薄，锐针会导致注射层次过浅，从而导致产品可见性和持续数月的小结节。使用钝针时，产品会自动停留在正确的皮肤层，即使是超薄的皮肤，如上臂或颈部。

真皮层注射 CaHA 的目的是在治疗区的整个表面形成一层薄而均匀的涂层。使用（超）稀释产品时，皮肤的不规则、细纹或皱纹并不是治疗目标。当产品被注射到真皮浅层时，新胶原生成、新血管生成和弹性纤维生成的过程就会开始。这是一个缓慢的过程，至少需要 3 个月才能显示显著的临床效果[10]。

另见视频 1.1。

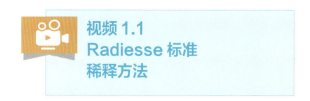

视频 1.1
Radiesse 标准
稀释方法

治疗间隔

CaHA 通过新胶原生成作用刺激真皮重塑，从而使 I 型胶原逐渐取代 III 型胶原[8]。组织学检查显示，在注射后 4 个月左右，新生胶原蛋白和弹性蛋白的沉积达到最高峰，9 个月后达到稳定。

在 40 岁以下的患者中，新胶原蛋白生成和新弹性蛋白生成非常强大，一次治疗就能在 4 个月内使临床症状得到明显改善。在这种情况下，可建议在 18 ~ 24 个月后再次注射。

对于 40 岁以上的患者，由于新胶原生成过程较慢，建议在 3 ~ 4 个月后进行再治疗，以加强真皮重塑。有时需要进行第 3 次治疗以达到最佳美容效果，之后每 12 ~ 18 个月进行一次维持注射（表1.4）。

表 1.4　治疗间隔

年龄 < 40 岁	良好反应：12 ~ 18 个月后回落
	中度反应：4 个月后回落；然后在12 ~ 18 个月后回落
年龄 > 40 岁	4 个月后回落；然后在 12 ~ 18 个月后进行回访

Radiesse® 注射植入物使用说明

说明

Radiesse® 注射植入物是一种经过蒸汽灭菌、不含乳胶、无热源、半固态、内聚、可完全生物降解的深层和皮下植入物。其主要成分是人工合成的羟基磷灰石，这是一种生物材料，在整形外科、神经外科、牙科、耳鼻喉科和眼科领域已有 20 多年的应用历史。羟磷灰石钙是骨骼和牙齿的主要矿物成分。羟基磷灰石悬浮在主要由水（注射用无菌水，USP）和甘油（USP）组成的凝胶载体中，从而形成了植入物的半固体性质。凝胶结构是通过添加少量羧甲基纤维素钠（CMC）形成的。凝胶在体内消散，取而代之的是软组织生长，而羟基磷灰石则留在注射部位。其效果是长期但非永久性的修复和填充。根据 MDD 附件Ⅸ，Radiesse 注射植入物被列为Ⅲ类医疗器械。3.0mL、1.5mL、0.8mL 和 0.3mL 的 Radiesse 注射植入物的粒度范围为 25～45μm，可使用外径（O.D.）为 25G 至内径（I.D.）为 27G 的锐针进行注射，也可选用更大的标准鲁尔接头锐针。使用内径 < 27G 的锐针可能会增加锐针堵塞的发生率。

预期用途／说明

Radiesse 可注射植入物适用于整形和重建手术，包括面部真皮深层和皮下软组织填充，还可用于恢复和（或）矫正人类免疫缺陷病毒感染者面部脂肪流失（脂肪萎缩）的迹象。

禁忌证

- 如果治疗部位存在急性和（或）慢性炎症或感染，则禁用 Radiesse 注射植入物。
- 对任何成分过敏的患者禁用 Radiesse 注射植入物。
- Radiesse 注射植入物禁用于易发生皮肤炎症的患者或易形成增生性瘢痕的患者。
- 不要植入表皮或用作皮肤替代物。植入表皮或真皮浅层可能会导致瘘管形成、感染、挤压、结节形成和凹陷等并发症。
- Radiesse 注射植入物不适用于矫正眉间纹。眼袋注射的局部坏死发生率较高。与其他注射剂相关的并发症表明，强行注射到眼周真皮浅层血管可能会导致逆行进入视网膜动脉，造成血管栓塞。
- Radiesse 注射植入物禁用于异物，如液态硅胶或其他颗粒材料。
- Radiesse 注射植入物不能用于健康血管组织覆盖不足的部位。
- Radiesse 注射植入物不适用于全身性疾病的患者，这些疾病会导致伤口愈合不良或植入物上的组织恶化。
- 出血性疾病患者禁用 Radiesse 注射植入物。

警告

- 植入物不得注入血管。注射到血管中可能导致血管栓塞、梗死、血栓形成，或溶血导致缺血、坏死或瘢痕形成。据报道，这种情况会发生在嘴唇、鼻子、眼睑或眼眶部位。
- 植入物不应注射到可能被占位植入物损坏的器官或其他结构中。如果患者正在服用阿司匹林或其他可能抑制愈合过程的药物，则不应植入产品。
- 不应将种植体植入受感染或可能受感染的组织中，或植入开放的腔隙中，因为可能会发生感染或被挤出。严重感染可能会导致植入物周围的皮肤受损或脱落。血肿或积液可能需要手术引流。如果发生超敏反应或过敏反应，可能会出现严重的炎症或感染，需要取出植入物。
- 某些注射植入物与注射部位组织硬化、微粒从注射部位扩散到身体其他部位和（或）过敏或自身免疫反应有关。根据临床使用情况、动物实验和相关文献，Radiesse 注射植入物尚未出现这种情况，预计也不会出现这种情况。
- 与任何植入物一样，可能出现的不良反应包括但不限于以下情况：发炎、感染、瘘管形成、挤压、血肿、积液、瘢痕形成、愈合不良、皮肤变色，以及填充不足或过度。
- 妊娠期或哺乳期女性使用的安全性和有效性尚未确定。
- Radiesse 注射植入物用于唇黏膜的安全性和有效性尚未确定。

预防措施

- Radiesse 注射植入物需要软组织才能轻松经皮注射。瘢痕组织和严重损坏的组织可能不接受植入物注射。
- 注射部位可能会发生感染。如果感染无法治愈，可能需要取出植入物。
- 注射部位可能会出现与注射相关的反应，包括瘀伤、红斑、肿胀、疼痛、瘙痒、变色或触痛。这些反应通常会在注射后 1～2 天自行缓解。可能会形成结节，需要治疗或切除。

- 植入物可能会出现不规则的情况，这可能需要通过手术进行矫正。

- 请勿向待治疗部位过度注射。在极端情况下，可能会发生组织破裂。Radiesse 注射植入物可在后续注射中轻松添加，但不易取出。

- 与类似的注射程序一样，Radiesse 可注射植入物注射程序也存在感染和（或）出血的微小但固有的风险。患者在手术过程中和手术后可能会感到轻微不适。因此，应考虑使用常用的麻醉技术。应遵循与经皮注射程序相关的常规预防措施，以防止感染。

- 请勿再次消毒。Radiesse 注射植入物采用无菌、非热原包装，密封在铝箔袋中。

- 并仅供单个患者、单次治疗使用。

- 应仔细检查铝箔袋，确认铝箔袋和注射器在运输过程中均未损坏。如果铝箔袋损坏或注射器损坏，请勿使用。如果注射器端盖或注射器活塞移位，请勿使用。出于消毒目的，铝箔袋内通常会有少量湿气，这并不表明产品有缺陷。

- 为避免断针，不要试图拉直弯曲的针。将其丢弃，然后用替换针完成程序。

- 不要为用过的锐针重新加盖。手工重新盖帽是一种危险的做法，应予避免。

- Radiesse 注射植入物与脱毛、紫外线照射或激光、机械或化学焕肤程序等皮肤疗法同时使用的安全性尚未在对照临床试验中进行评估。

- 如果在使用 Radiesse 注射植入物治疗后考虑进行激光治疗、化学焕肤或任何其他基于真皮活性反应的治疗，则可能会在植入部位引发炎症反应的风险。如果在注射 Radiesse 后皮肤尚未完全愈合之前使用，也会出现这种情况。

- 曾有过疱疹暴发史的患者注射 Radiesse 可能会导致疱疹复发。

- 临床试验尚未对 Radiesse 注射植入物注射 3 年后的安全性进行调查。

不良事件

在对 Radiesse 注射植入物进行临床试验期间，报道了以下不良事件：瘀斑、红斑、结节、疼痛、瘙痒、酸痛、触痛、麻木、轮廓不规则、肿块、刺激、皮疹、卡针、变色、发硬、头痛、结痂、紧绷、眼睛充血、黑眼圈、擦伤、斑点、神经敏感、干燥、灼热感、发热、拉伸、丘疹、潮红、发热、外耳道流液、唾液腺堵塞、硬结、听力下降和水肿。

上市后监测

在美国和美国以外地区对 Radiesse 注射植入物进行的上市后监测中发现，在 Radiesse 注射植入物的临床试验中未观察到以下不良事件：感染、注射过量、注射不足、无效、产品移位、过敏反应、坏死、肉芽肿、材料外露、脱发、刺痛、上睑下垂、脓肿、麻痹、浅表注射、疱疹感染、血肿、褪色、起疱、颜色发蓝、黑眼圈、对疗效不满意、头晕、复视、花斑、流感样症状、灰色褪色、吉兰-巴雷综合征、过度换气、炎症、缺血反应、淋巴细胞增生、恶心、皮肤苍白、既往病情恶化、心包炎、可能有血凝块、瘢痕、冷敏感、皮肤质地改变、组织肿块形成、血管损坏和眼部缺血。

最常报道的严重不良事件（报道次数超过 5 次）是坏死、过敏反应、水肿和感染。下面介绍这些严重不良事件：

- 坏死发生的时间从注射时立即发生到注射后 12 天不等。坏死治疗一般包括使用硝酸甘油软膏／血管扩张剂、布洛芬、对乙酰氨基酚或阿司匹林、抗生素、类固醇、非类固醇伤口治疗软膏和热敷。在有资料可查的病例中，患者在最后一次联系时已经康复或正在康复，瘢痕很小或没有瘢痕。极少数病例需要咨询整形外科医生，以进行可能的切除和翻修手术，矫正坏死造成的缺损。

- 过敏反应表现为瘙痒和严重肿胀，包括面部和舌头肿胀。发病时间从注射后即刻到注射后 2 天不等。过敏反应一般用抗组胺药和类固醇治疗。有些患者需要住院治疗。所有患者都从过敏反应中恢复，没有出现永久性不良后果。

● 据报道，严重水肿的发病时间从 1 天到 3 周不等（炎症与结节的形成有关）。治疗一般包括使用抗生素、抗组胺药和类固醇。在某些情况下，患者会到急诊室就诊或住院治疗。一般情况下，病症会在 1~2 天缓解，但也有少数患者出现间歇性水肿或持续性水肿，这与再次发生感染有关。在有资料可查的病例中，大多数患者已经康复或正在康复中。

● 感染通常被认定为蜂窝织炎，伴有肿胀、硬结、发红、脓疱和疼痛。感染发病时间从 1 天到 2 个月不等，一般持续 2 天，但有一个病例持续了 6 个月。感染一般采用抗生素治疗。在有资料可查的病例中，患者已经康复或正在康复中。极少数患者在感染部位留下了可能需要进行矫正手术的瘢痕或色素沉着。

个性化治疗

治疗前，应评估患者是否适合接受治疗以及患者是否需要缓解疼痛，治疗效果因人而异。在某些情况下，可能需要进行其他治疗，这取决于缺损的大小和患者的需求。进行其他注射是可行的，但必须经过足够的时间对患者进行评估。患者在前一次治疗后的 7 天内不应再次进行注射。

使用说明

一般情况

经皮注射程序要求如下：

● Radiesse 注射植入针管（另行提供）。

● 带鲁尔接头的适当大小的锐针。首选外径 25G 到内径 27G 的锐针，或带有标准鲁尔接头的内径更大的锐针。使用内径 < 27G 的锐针可能会增加锐针闭塞的发生率。

（1）使用标准方法为患者做好经皮注射准备。治疗注射部位应使用手术标记，并用适当的消毒剂进行消毒。医生应酌情在注射部位进行局部或表面麻醉，或使用镇静剂。麻醉部位后，用冰块冰敷该部位，以减少局部肿胀。

（2）经皮注射前准备好注射器和注射锐针。每个注射器可使用一个新的注射锐针，也可在治疗同一患者时将同一注射锐针连接到每个新注射器上。

（3）从纸盒中取出铝箔袋。需要时可打开包装袋，将注射器放入无菌操作区。出于消毒目的，铝箔袋内通常会有少量水分，这并不表明产品有缺陷。

（4）剥开或拧开针包装，露出针芯。如需使用本包装所附锐针以外的其他锐针，请按照锐针随附的说明书进行操作。

（5）在连接锐针之前，先从注射器远端取下鲁尔注射器帽，然后将注射器拧到锐针的鲁尔锁配件上。必须将锐针与注射器牢牢拧紧，并注入 Radiesse 注射植入物。如果鲁尔接头表面有多余的植入物，则需要用无菌纱布擦拭干净。缓慢推动注射器活塞，直至植入材料从锐针末端挤出。如果发现鲁尔接头处有渗漏，可能需要移除锐针并清洁鲁尔接头表面，或者在极端情况下更换注射器和锐针。

（6）确定植入物的初始位置。瘢痕组织和软骨可能难以注射或无法注射。在推进注射锐针时，尽可能避免穿过这些组织类型。注意：不要注射到血管中。

（7）注射深度和注射剂量因修复或填充的部位和范围而异。Radiesse 注射植入物应注射到足够深的位置，以防止皮肤表面形成结节或覆盖组织缺血。

（8）不要过度校正注射部位。使用 1 : 1 的修正系数。在注射过程中定期对注射的植入物进行塑形或按摩，以保持植入物的轮廓光滑。

（9）如果在推动活塞时遇到很大阻力，可稍微移动锐针，以便更容易注射。如果仍然遇到明显阻力，可能需要将注射针完全拔出，然后换个位置再试一次。如果阻力仍然很大，可能需要更换注射针。如果仍不成功，则更换注射器和注射针。

（10）将注射针推进到真皮深层的起始位置，小心地推动注射器的活塞开始注射，慢慢地注入植入物，同时拔出锐针，在所需位置进行线状注射。继续注射，直至达到所需的填充程度。

填充脸颊、下颏、面部或嘴角

（1）将锐针斜面向下，与皮肤约成30°角。锐针应滑入真皮深层，到达开始注射的位置。用非注射手应该很容易触到。

（2）缓慢、持续、均匀地按压注射器活塞，在拔针的同时注入植入物，留下一条细线材料。植入物的细线应完全被软组织包围，而不会留下球状沉积物。

（3）植入物的单个线状通道应平行相邻分布，在矫正较深的褶皱时应分层放置。作为一种选择，线状材料可以在更深的平面上交叉分层，以获得结构支撑。

（4）注射后，用食指和拇指抚平注射区，如果材料有轻微的结节状沉积，则能更好地分散植入物。

（5）可在皮下组织或肌肉中注射，但不能在骨骼附近或表皮中注射。

另见视频1.2。

视频 1.2
真皮注射与皮下注射

患者咨询信息

应指导患者进行适当的术后护理，可能包括以下内容，以促进正常愈合并避免并发症。

- 在注射部位冰敷或冷敷约24h。
- 术后避免阳光、日光浴（紫外线）、桑拿和强烈的面部护理。
- 如果出现可触及的结节，应按摩患处。促进面部休息1周，鼓励患者，限制其说话、微笑和大笑。
- 告知患者术后肿胀和麻木是常见现象。肿胀通常会在7~10天消退，但可能会持续数周。麻木应在4~6周缓解。

包装

Radiesse注射植入物采用无菌和非热原注射器，用铝箔袋包装，盒装便于储存。每个单元由一个预灌封注射器组成，内含3.0mL、1.5mL、0.8mL或0.3mL的Radiesse注射植入物注射液和1个或2个25G外径至27G内径的锐针。对于1.5mL、0.8mL和0.3mL容量，注射器刻度的精确度为 ±0.025mL。3.0mL容量注射器刻度的精确度为 ±0.5mL。如果包装和（或）注射器损坏，或注射器端盖或注射器活塞未完好，请勿使用。

注射器中的内容物仅供单个患者、单次治疗使用，不能再次消毒。重复使用可能损坏装置的功能特性和（或）导致装置故障。重复使用还可能造成装置污染的风险和（或）导致患者感染或交叉感染，包括但不限于传染病的传播和患者之间的血液转移。所有这些反过来又可能导致患者受伤、生病或死亡。

存储

保存包装好的Radiesse注射植入物的温度应为15~32℃（59~90°F）。如果超过有效期，请勿使用。有效期印在产品标签上。

处理

使用过的和部分使用过的注射器和注射锐针可能具有生物危险性，应根据设施的医疗实践和地方法规进行处理和处置。

咨询：期望

在开始治疗之前，应始终确保患者对治疗效果有切合实际的期望。患者必须知道什么是可能的，什么是不可能的。透彻了解患者的喜好和愿望可以让主治医生控制患者的期望值。

参考文献

[1] Garrido CA and Vieira Sales Sampaio TCF. Use of Biocermaics in flling bone defects. *Rev Bras Ortop* 2010 Jul–Aug;45(4):433–438.

[2] Radiesse Injectable implant. Instructions for use. Available from: https://www.radiesse.com/wp-content/uploads/RADIESSE_Wrinkle_Filler_Instructions_for_Use.pdf.

[3] Evans RW, Cheung HS, and McCarty DJ. Cultured human monocytes and fbroblasts solubilize calcium phosphate crystals. *Calcif Tissue Int* 1984;36(6):645–650.

[4] Lemperle G, Morhenn V, and Charrier U. Human histology and persistence of various injectable fller substances for sof tissue augmentation. *Aesthetic Plast Surg* 2003;27:354–366.

[5] Lee JM and Kim YJ. Foreign body granulomas afer the use of dermal fllers: Pathophysiology, clinical appearance, histologic features, and treatment. *Arch Plast Surg* 2015;42(2):232–239.

[6] Marmur ES et al. Clinical, histological and electron microscope fndings afer injection of a calcium hydroxylapatite fller. *J Cosmet Laser Ter* 2004;6:223–226.

[7] Sundaram H, Voigts B, Beer K, and Meland M. Comparison of the rheological properties of viscosity and elasticity in two categories of sof tissue fllers: Calcium hydroxylapatite and hyaluronic acid. *Dermatol Surg* 2010;36(Suppl 3):1859–1865.

[8] Yutskovskaya Y, Kogan E, and Leshunov E. A randomized, split-face, histomorphologic study comparing a volumetric calcium hydroxylapatite and a hyaluronic acid–based dermal fller. *J Drugs Dermatol* 2014;13(9):1047–1052.

[9] Berlin AL, Hussain M, and Goldberg DJ. Calcium hydroxylapatite filler for facial rejuvenation: A histologic and immunohistochemical analysis. *Dermatol Surg* 2008;34(Suppl 1):S64–S67.

[10] Yutskovskaya YA and Kogan EA. Improved neocollagenesis and skin mechanical properties afer injection of diluted calcium hydroxylapatite in the neck and décolletage:A pilot study. *J Drugs Dermatol* 2017;16:68–74.

[11] Meland M, Groppi C, and Lorenc ZP. Rheological properties of calcium hydroxylapatite with integral lidocaine. *J Drugs Dermatol* 2016;15(9):1107–1110.

[12] Costantino PD, Friedman CD, and Lane A. Synthetic biomaterials in facial plastic and reconstructive surgery. *Facial Plast Surg* 1993;9:1–15.

[13] Lobo SE, Glickman R, da Silva WN, Arinzeh TL, and Kerkis I. Response of stem cells from diferent origins to biphasic calcium phosphate bioceramics. *Cell Tissue Res* 2015;361(2):477–495.

[14] Carruthers A, Liebeskind M, Carruthers J, and Foster BB. Radiographic and computed tomographic studies of calcium hydroxylapatite for treatment of HIV–associated facial lipoatrophy and correction of nasolabial folds. *Dermatol Surg* 2008;34(Suppl):S78–S84.

[15] Zikas TL. Evaluation of the Radiance FN sof tissue fller for facial sof tissue augmentation. *Arch Facial Plast Surg* 2004;6:234–239.

[16] Pavicic T. Complete biodegradable nature of calcium hydroxylapatite afer injection for malar enhancement: An MRI study. *Clin Cosmet Investig Dermatol* 2015;8:19–25.

[17] Courderot-Masuyer C, Robin S, Tauzin H, and Humbert P. Evaluation of lifing and antiwrinkle efects of calcium hydroxylapatite fller. In vitro quantification of contractile forces of human wrinkle and normal aged fbroblasts treated with calcium hydroxylapatite. *J Cosmet Dermatol* 2016;15(3):260–268.

[18] Landsdown AB. Calcium: A potential central regulator in wound healing in the skin. *Wound Repair Regen* 2002;10(5):271–285.

[19] Cornelissen LH, Oomens CW, Huyghe JM, and Baaijens FP. Mechanisms that play a role in the maintenance of the calcium gradient in the epidermis. *Skin Res Technol* 2007;13(4):369–376.

[20] Zhang C, Li X, Lian X et al. Immunolocalization of protein C inhibitor in diferentiation of human epidermal keratinocytes. *Acta Histochem* 2007;109:461–467.

[21] Sudbeck BD, Pilcher BK, Pentland AP, and Parks WC. Modulation of intracellular calcium l evels inhibits secretion of collagenase 1 by migrating keratinocytes. *Mol Biol Cell* 1997;8(5):811–824.

[22] Kadouch, J. Calcium hydroxylapatite: A review on safety and complications. *J Cosmet Dermatol* 2017;16:152–161.

[23] Beer KR. Safety and efectiveness of injection of calcium hydroxylapatite via blunt cannula compared to injection by needle for correction of nasolabial folds. *J Cosmet Dermatol* 2014;13:288–296.

[24] Tzikas TL. A 52–month summary of results using calcium hydroxylapatite for facial soft tissue augmentation. *Dermatol Surg* 2008;34(Suppl 1):S9–15.

[25] Amselem M. Radiesse®: A novel rejuvenation treatment for the upper arms. *Clin Cosmet Investig Dermatol* 2015;9:9–14.

[26] Cogorno Wasylkowski V. Body vectoring technique with Radiesse(®) for tightening of the abdomen, thighs, and brachial zone. *Clin Cosmet Investig Dermatol* 2015;8:267–273.

[27] Casabona G and Pereira G. Microfocused ultrasound with visualization and calcium hydroxylapatite for improving skin laxity and cellulite appearance. *Plast Reconstr Surg Glob Open* 2017;5:e1388.

[28] Casabona G and Marchese P. Calcium Hydroxylapatite combined with microneedling and ascorbic acid is efective for treating stretch marks. *Plast Reconstr Surg Glob Open* 2017;5:e1474.

[29] Lapatina NG and Pavlenko T. Diluted calcium hydroxylapatite for skin tightening of the upper arms and abdomen. *J Drugs Dermatol* 2017;16:900–906.

[30] Goldie K, Peeters W, Alghoul M, Butterwick K, Casabona G et al. Global Consensus Guidelines for the Injection of Diluted and Hyperdiluted Calcium Hydroxylapatite (Radiesse®) for Skin Tightening. *Derm Surg* 2019; 45(2):327.

[31] Loghem JV, Yutskovskaya YA, and Werschler W. Calcium hydroxylapatite over a decade of experience. *J Clin Aesthet Dermatol* 2015;8:38–49.

[32] Busso M and Voigts R. An investigation of changes in physical properties of injectable calcium hydroxylapatite in

a carrier gel when mixed with lidocaine and with lidocaine/ epinephrine. *Dermatol Surg* 2008;34(Suppl 1):S16–23.

[33] Fulton J, Caperton C, Weinkle S, and Dewandre L. Filler injections with the blunt–tip microcannula. *J Drugs Dermatol* 2012;11:1098–1103.

[34] Hexsel D, Soirefmann M, Porto MD et al. Doubleblind, randomized, controlled clinical trial to compare safety and efcacy of a metallic cannula with that of a standard needle for sof tissue augmentation of the nasolabial folds. *Dermatol Surg* 2012;38:207–214.

上面部 1/3
额头提升，钝针技术

Jani Van Loghem

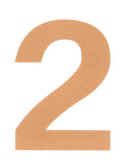

目 录

　　骨吸收在衰老过程中起重要作用，并在很大程度上导致软组织下垂。颅骨直径变小、软组织相对变宽，导致前额皮肤和眉毛向下移位。由于起点到插入点的距离缩短，额肌可能会变得过度活跃：起点位于帽状腱膜，插入点位于眉部皮肤。CaHA可用来矫正颅骨体积的减小，可放置在帽状腱膜下空间，该空间是一个潜在的空间，是在帽状腱膜和骨膜之间的滑行平面（图 2.1、图 2.2）[1]。理想的

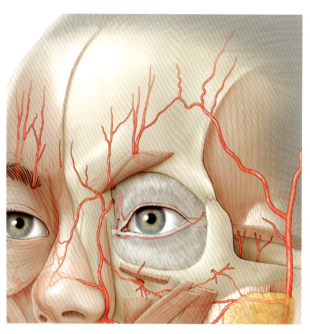

图 2.2　动脉高风险区 [3]：眶上动脉分支、滑车上动脉分支和颞浅动脉分支

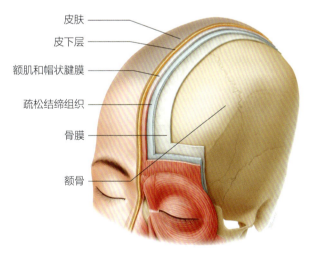

图 2.1　在帽状腱膜下骨膜上松弛的结缔组织中填充剂的安全注射平面 [2] (From ref. Kim HJ et al. *Clinical Anatomy of the Face for Filler and Botulinum Toxin Injection*, Springer: Singapore, 2016, with kind permission from Kwan-Hyun Youn.)

皮肤
皮下层
额肌和帽状腱膜
疏松结缔组织
骨膜
额骨

　　注射针是 25G 或更粗的非创伤性钝针，以减少动脉内注射，尤其是眶上动脉和滑车上动脉及其分支的注射机会。

钝针技术（3 个或 5 个进针点）

　　与锐针注射相比，钝针在帽状腱膜下注射更为

精确[4]。

（1）对皮肤和头发进行消毒。

（2）可以考虑进行眶上神经阻滞。在靠近神经出口位置（眶上和滑车上切迹/孔，图 2.3；请参阅第 1 章中的阻滞麻醉）注射 0.1 ~ 0.2mL 1% 含肾上腺素的利多卡因。

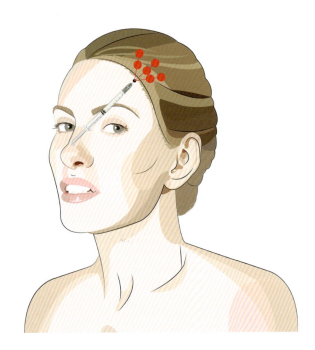

图 2.3　前额提升处注射 CaHA 示意图，黑点表示左侧的进针点，红点表示在帽状腱膜下注射 CaHA，为对称起见，另一侧也应进行同样的操作

（3）在瞳孔中线和颞嵴之间的发际线下方，每侧标记一个进针点，并用 1% 肾上腺素利多卡因对这些点进行麻醉（图 2.4）。

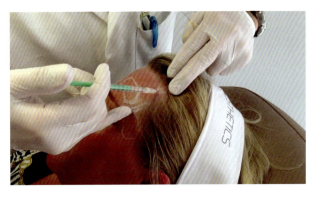

图 2.4　麻醉

（4）用 23G 的锐针在皮肤上制备一个进针孔（图 2.5）。

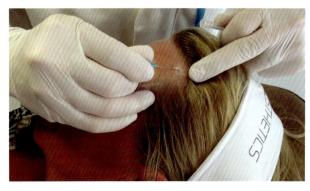

图 2.5　用 23G 锐针制备进针孔

（5）使用非创伤性钝针（建议使用 25G、38mm 或 50mm），穿过皮肤，直达皮下脂肪。

（6）用非惯用手的拇指和食指捏住钝针前方的皮肤，使帽状腱膜从骨膜上抬起。这样，就形成了一条通向深层的阻力最小路径（图 2.6）。

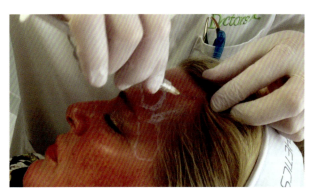

图 2.6　将钝针推进到骨膜水平，同时用手指旋转注射器以通过任何阻力

（7）操作钝针穿过帽状腱膜的阻力。通常，"卷笔刀"技术很有价值，即在手指之间旋转注射器，以便让钝针尖端找到阻力最小的路径。

（8）在帽状腱膜下推进钝针，同时抬起钝针前方的肌肉。

（9）多次注射未经稀释或稀释程度极低的CaHA（图 2.7）。

（10）建议两侧共注射至少 1.5mL 产品。

（11）检查是否有明显的不规则现象，必要时轻轻按摩以矫正。

（12）检查前额提升的程度，并考虑添加更多产品。考虑到额部肌肉可能会因麻醉而松弛，也可能会因麻醉而出现暂时性眉下垂。

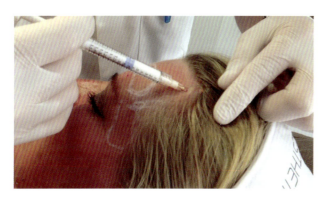

图 2.7　帽状腱膜下注射 CaHA

术后护理

注射后，由于麻醉剂和产品中含有利多卡因，额肌可能会得到暂时放松。此外，由于该区域的压力增加，可能会出现短暂的静脉扩张。前额可能会出现不均匀的肿胀，因此应告知患者，任何肿胀都是预料之中的，都是暂时性的，但可能会持续长达5天。肿胀也可能蔓延到眼睑。

附加治疗，以获得最佳效果

提高眉毛位置的其他治疗方法包括：

- 额部凹陷（第 3 章）。
- 颞部凹陷（第 4 章）。
- 肉毒毒素放松降低眉毛的肌肉。
- 聚焦超声。
- 线雕提升。
- 手术提升。

由于帽状腱膜下注射填充剂会拉伸额肌，因此前额的水平皱纹可望减少[5-6]。

另见图 2.8 和视频 2.1。

视频 2.1
前额提升，钝针技术

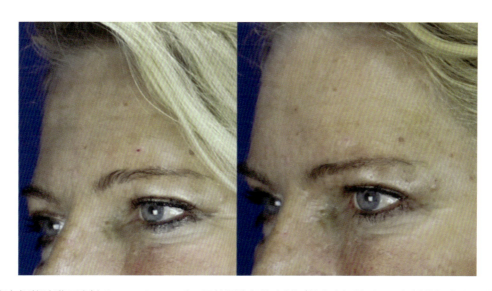

图 2.8　患者在帽状腱膜下注射 1.5mL CaHA 后，眉外侧隆起的实例（该患者还接受了面部其他部位的治疗）

参考文献

[1] Warren RJ, Aston SJ, and Mendelson BC. Face Lift. *Plast Reconstr Surg* 2011;128:747e–764e.

[2] Van Loghem J, Humzah D, and Kerscher M. Cannula versus sharp needle for placement of soft tissue fillers: An observational cadaver study. *Aesthet Surg J* 2017 Dec 13;38(1):73–88.

[3] Faris C, van der Eerden P, and Vuyk H. The Midline Central Artery Forehead Flap. A Valid Alternative to Supratrochlear–Based Forehead Flaps. *JAMA Facial Plast Surg* 2015;17(1):16–22.

[4] Shaw RB, Katzel EB, Koltz PF et al. Aging of the facial skeleton: aesthetic implications and rejuvenation strategies. *Plast Reconstr Surg* 2011;127:374.

[5] Kim HJ, Seo KK, Lee HK, and Kim J. *Clinical Anatomy of the Face for Filler and Botulinum Toxin Injection*, Springer: Singapore, 2016.

[6] Van Loghem JAJ. Use of calcium hydroxylapatite in the upper third of the face: Retrospective analysis of techniques, dilutions and adverse events. *J Cosmet Dermatol*. 2018;17(6);1025–1030.Video 2.1 Forehead lift, cannula technique.

上面部 1/3
额部凹陷

Yates Yen-Yu Chao and Jani Van Loghem

3

引言

Yates Yen-Yu Chao

额头的大小几乎占我们面部的 1/3。无论是面部轮廓整形还是面部年轻化，额头形状都是整个面部的重要组成部分，也是必须关注的问题。理想的额头形状应该是饱满的，具有最佳的凸度，与眉毛、颧骨、颞部和面部骨骼平滑地连在一起。对上面部的全面治疗应涵盖前额、眉间、眉头和颞部。

不过，大多数医生都不太愿意在前额和眉间进行治疗，主要是因为担心这一区域有许多脆弱的血管。眶上动脉或滑车上动脉和静脉经眶上缘穿入，穿过皱眉肌，然后分布在额肌表面。颞浅动脉从颞浅腱膜系统横穿发际外侧至前额外侧的皮下平面。在颞部，其他大部分血管结构都深入到颞深筋膜。如果考虑到这些解剖结构，对上面部进行填充注射是可行的。

填充颞部可以在骨膜上间隙或筋膜间层次进行。当填充剂用于骨膜上间隙时，使用锐针更为方便，可以轻松穿透颞深筋膜和颞肌到达骨骼。使用延展性材料进行团块状注射，可轻松填充骨膜间隙并合理扩散。在筋膜间隙计划注射填充剂时，少量注射填充剂是理想选择，以使填充剂更均匀地分布。在筋膜间层注射填充剂时，作者更倾向于使用钝针，以确保治疗过程更安全、更精确。作者通常采用的技术是在颧骨突起的位置开一个入口孔，因为这样更容易接触到颧骨突起的全部范围的颞部凹陷。

作者建议使用 23G 或更粗的钝针，以减少钝针的弯曲，提高填充剂注射的精确度。较细的钝针更像锐针，会增加血管损伤的风险。颞窝的筋膜间隙止于颞嵴，颞肌在此插入额骨。当额头和颞部都需要进行填充治疗时，应该考虑颞部到额头的连续曲线。

对于前额区域，在帽状腱膜下注射填充剂是最适合的。而对于大多数求美者来说，他们的额骨呈曲线，有凸出的部分，也有凹陷的部分。而帽状腱膜下间隙实际上是一个被较薄纤维组织占据的空间，并不像一些书上描述的那样疏松，而是比较致密的。我们的额头部位有着独特的解剖结构，额骨构成了额头的大部分形状，然后向上依次是骨膜、滑动空间、额肌腱膜、额肌、皮下脂肪和皮肤。骨膜与额骨紧密结合。额肌和前额浅层脂肪区的结构都很薄，对塑形作用不大，仅能柔化轮廓。不同患者的皮肤厚度不同，男性皮肤较厚，而女性、白种人或老年人皮肤较薄。即使是皮肤较厚的患者，额头注射填充剂也是非常不容易的。任何不均匀的填充剂分布或不自然的曲线，都很容易透过覆盖的薄软组织显现出来。

尽管出于安全考虑，在前额进行轮廓整形时，钝针比锐针更受欢迎，但在前额区使用钝针仍然非常具有挑战性。钝针必须从有限的帽状腱膜下空间插入。钝针在帽状腱膜下穿行的过程实际上是对组织的剥离。如果我们想让填充剂彻底、均匀地分布，但对空间的剥离不够，较薄的纤维组织仍然会限制填充剂的扩散和分布。这会导致皮肤表面不平整，轮廓不理想。

在接近神经和血管等重要结构时，分离组织的过程本身会有点不舒服，可能会使患者感到疼痛。人体的痛觉本身就是一种与生俱来的保护系统。因此，局部浸润麻醉剂或神经阻滞实际上是麻痹患者，阻断这种报警系统。在注射过程中，我们应避免粗暴地只用钝针，而应倾听患者的反应。如果患者抱怨疼痛，那么我们就应该在该部位谨慎操作，放慢速度，或改用其他途径。但是，如果患者的痛觉被完全阻断，那么就更难检测到血管破裂的发生。

由于疼痛和对血管内注射的担忧，额头塑形通常会给患者带来困扰，也给注射者带来困难。然而，有了生理盐水剥离这一新颖技术的帮助，整个过程变得更加简单和安全[2-3]。

在生理盐水剥离术的辅助下进行面部轮廓的彻底重塑

Yates Yen-Yu Chao

（1）对额头进行消毒，标记额头凹陷处，确定眉峰正上方颞嵴处的进针点，并估算填充所需的产品量（图3.3）。

（2）用20G的锐针穿刺皮肤（可考虑先用局部麻醉剂）。

（3）准备一个注入生理盐水的3mL注射器，并将其连接到22G钝针上。

（4）将钝针穿过皮肤，推进到帽状腱膜下间隙。

（5）当确定钝针位于骨膜上时，开始在预先标记的区域浸润生理盐水（不含利多卡因）。

（6）采用注射生理盐水的方式（图3.1）。生理盐水本身不会阻断神经感觉，并使治疗区域在随后的填充过程中保持警觉。

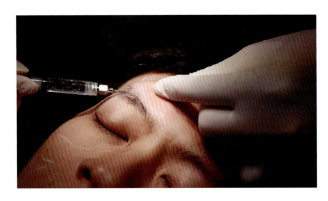

图3.1 采用钝针技术在帽状腱膜下间隙进行生理盐水浸润

（7）用手按压/推挤的方法移动液体团块，使注射部位周围的帽状腱膜下间隙被剥离。最后多点分布的盐水剥离区域会汇合在一起。

（8）医生可以等待几分钟后再注射填充材料（图3.2）。

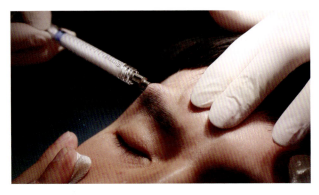

图3.2 使用钝针在预先用生理盐水剥离的帽状腱膜下间隙小心地注射 CaHA

（9）尽管通过生理盐水剥离已为帽状腱膜下间隙做好了充分准备，但第二步注射填充剂仍需非常小心。不过，根据作者的经验，第二步通常不会有任何疼痛感，遇到的阻力也非常有限。

（10）帽状腱膜也被前额肌腱膜覆盖，只有最外侧的边界由皱眉肌连接。使用类似的水分离技术可以更容易地对这一区域进行塑形，但钝针技术必须穿过靠近眉毛内侧的关键区域。因此，操作人员在这一区域必须更加小心。

（11）在注射足够的填充剂并获得满意的效果后，我们就可以用手将帽状腱膜下的填充剂塑形。

钝针技术（3 个或 5 个进针点）

Jani Van Loghem

参见视频 3.1 ~ 视频 3.3

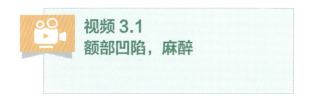

**视频 3.1
额部凹陷，麻醉**

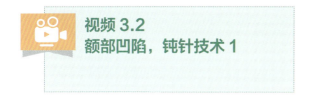

**视频 3.2
额部凹陷，钝针技术 1**

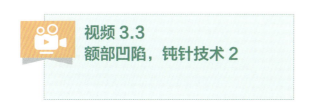

**视频 3.3
额部凹陷，钝针技术 2**

（1）除了 Yates Yen-Yu Chao 建议的避免麻醉的方法外，还可以考虑进行眶上和颞上神经阻滞。在靠近神经出口位置（眶上和滑车上切迹 / 孔；请参阅第 1 章中的阻滞麻醉）注射 0.1 ~ 0.2mL 1% 含肾上腺素的利多卡因。

（2）标记额部凹陷和颞嵴外侧边界，并标记 3 个进针点。如有必要，还可根据额部凹陷的形状

（图 3.3），在靠近发际线的颞嵴处标记另外 2 个进针点。

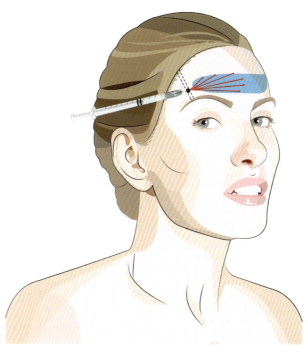

图 3.3 额部凹陷处产品注射示意图。直线虚线表示颞嵴。黑点表示进针点。蓝色标记为生理盐水在帽状腱膜下的佐剂浸润。红线标记的是从一侧注入 CaHA 的帽状腱膜下逆行线条（为对称起见，应从另一侧注入同样的线条）

（3）在颞嵴外侧边界线上，距离眼眶边缘约 1cm 处，可以标记出一个低风险的进针点（图 3.4 中的 2 号进针点），尽管颞浅动脉以其解剖上的高度可变性而闻名。面神经的颞支有许多分支，通常会经过颞嵴更靠头颅的位置到达 2 号点。

（4）如有必要，可先用 1% 肾上腺素利多卡因对该部位进行麻醉，然后再用 23G 的锐针在皮肤上扎一个进针孔。

（5）使用硬质钝针（建议使用 25G、38mm/50mm 或 22G、50mm），穿过皮肤直达皮下脂肪（图 3.5）。

（6）用非惯用手的拇指和食指捏住钝针前方的皮肤，使肌肉从骨膜上抬起。这样，就形成了一条通向深层的阻力最小的水平路径。

（7）操作钝针穿过韧带的阻力。这需要适当用力，因为此处的韧带可能特别坚硬。通常情况下，

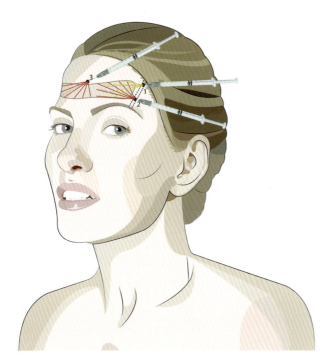

图 3.4　额部凹陷处注射 CaHA 示意图。直线虚线表示颞嵴，中线（数字 1）和颞嵴（数字 2 和 3）上的黑点表示进针点，红线标记的是从一侧注入 CaHA 的帽状腱膜下逆行线条（为对称起见，也应从另一侧注入），黄线标记的是根据凹陷形状可选择的帽状腱膜下 CaHA 沉积[6]［From ref Van Loghem JA. *J Cosmet Dermatol* 2018;17(6);1025-1030 with permission.］

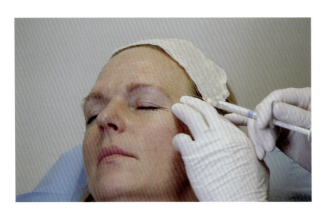

图 3.5　插入钝针

"卷笔刀"技术是有效的。注射器在手指间旋转，以便让钝针顶端找到阻力最小的路径（图 3.6）。

（8）在帽状腱膜下推进钝针，同时抬起钝针前方的肌肉，并从额部凹陷的最尾部开始注射。由于许多填充剂都含有利多卡因，可以麻醉眶上神经，因此在不使用神经阻滞剂的情况下，从较低部位开

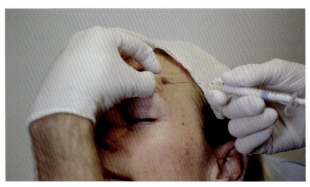

图 3.6　在钝针前方的韧带下方开辟一条路径

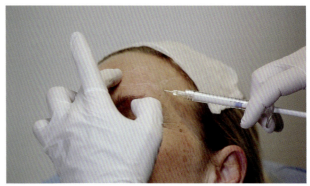

图 3.7　检查钝针尖端位置并进行逆行线状注射

始会使额部的较高部位麻木。

（9）采用逆行线状注射多条退行性线条（图 3.7）。

（10）第 2 个进针点在对侧，重复上述步骤。

（11）第 3 个进针点是中线进针点。它可以在紧靠中线上有标记的额部凹陷的颅骨上找到。

（12）必要时可进行麻醉，并在骨膜水平注射一定量利多卡因，以便进行水分离。

（13）用锐针制备一个入口，然后将钝针从侧面推进到韧带下方。

（14）以扇形模式注射多根逆行线条。为减少出现严重血管并发症的概率，应尽量将逆行线条的容量控制在每根 0.04mL（实际上，建议逆行线条的容量为 0.025mL），并保持用非惯用手的拇指和食指按压滑车上动脉（图 3.8）。

（15）通过直接按摩使填充剂均匀分布。

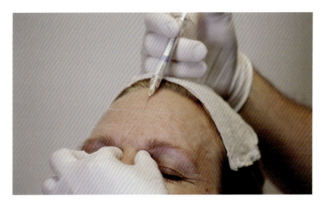

图 3.8　通过中线进针点进行帽状腱膜下注射，同时用手指压迫滑车上动脉

帽状腱膜下锐针注射技术

Jani Van Loghem

注意事项：在额部／眼睑部位使用锐针会增加血管并发症的风险。在这一区域使用钝针更为安全。只有当注射者不使用钝针注射时，才可考虑使用锐针，同时考虑以下的安全建议：使用小号锐针（27～28G），用斜角方法将斜面朝向下放置，通过牵拉锐针周围的皮肤将血管向上提起，远离锐针斜面，在骨膜上使用较小的团块状注射，这样推挤活塞压力较低，并在注射时压迫眶上动脉。可在锐针未被填充剂充满时进行回抽。

参见视频 3.4。

视频 3.4
帽状腱膜下锐针注射技术

（1）可以考虑进行眶上和滑车上神经阻滞。在靠近神经出口位置（眶上和滑车上切迹／孔，图 3.9；请参阅第 1 章中的阻滞麻醉）注射 0.1～0.2mL 1% 含肾上腺素的利多卡因。

（2）标记额部凹陷和颞嵴外侧边界（图 3.9）。

（3）标记眶上皱襞和皱襞的位置（指示动脉的大致位置）（图 3.10）。

（4）选择 27G 的短针。

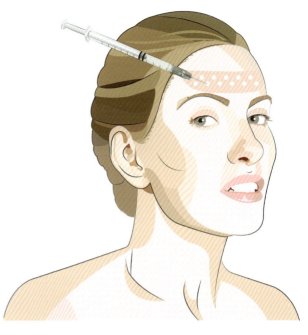

图 3.9　用锐针在额部凹陷处注射产品的示意图。请将所有骨膜注射剂量控制在 0.025mL

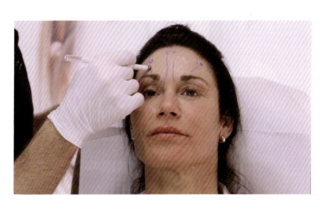

图 3.10　标记治疗区域

（5）使用 CaHA 的标准稀释液。

（6）用非惯用手拇指和食指抬起眉毛，将锐针前方的前额皮肤撑开（图 3.11）。

（7）在斜面向下的情况下，将锐针推进到骨膜，角度约为 45°（图 3.12）。

（8）用注射针回抽总是会得出阴性结果，因此不应进行回抽，回抽阴性（针尖内无血）绝不能被视为针尖在血管外的证据。

（9）改变非惯用手手指的位置，给滑车上动脉施加压力。

（10）轻轻触碰骨膜，注射最大剂量为 0.025mL 骨膜团块。

（11）在不退出皮肤的情况下部分回退，调整

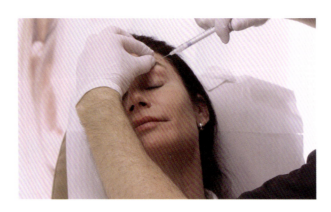

图 3.11　牵拉皮肤，斜面向下

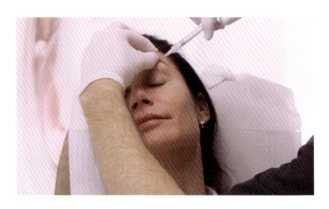

图 3.12　与骨膜成 45°，0.025mL 团块

锐针方向，并将锐针重新固定在骨膜上。

（12）再注射最多 0.025mL 的团块。

（13）根据需要重复操作。

（14）退出锐针，每隔 0.5cm 重复一次，直至完全矫正。

（15）通过有目的的塑形使填充剂分布更加均匀。

术后护理

注射后，由于填充剂中含有利多卡因，额肌可能会暂时得到放松。此外，由于注射区的压力增加，可能会出现短暂的静脉扩张。前额可能会出现不均匀的肿胀，因此应告知患者，任何肿胀都是预料之中的，都是暂时性的，但可能会持续长达 5 天。肿胀也可能蔓延到眼睑。

附加治疗，以获得最佳效果

薄至中等厚度的软组织填充剂可用于皱纹的真

皮层治疗，但要注意这里的皱纹是动态的，肉毒毒素的预处理也会使其受益。理想情况下，应使用黏弹性低但内聚性高的透明质酸填充剂，最好采用皮内（漂白式）注射技术，注射于真皮乳头层，以矫正前额皱纹。皮内注射时，应使用锐针，因为非创伤性钝针不易穿透真皮层。因此，必须考虑到动脉高风险区，并注意针尖不要穿过真皮层，而应留在皮内[4]。皮下中等厚度的填充剂可用于额部凹陷治疗。由于该区域存在动脉高风险区——眶上动脉（内侧支）、滑车上动脉、前额中央动脉及其分支，因此应谨慎操作。

动脉内注射可能会导致永久性失明，因此应考虑使用非创伤性钝针进行注射，最好是水平注射，与动脉的（垂直）方向垂直。由于填充剂相对于凹陷的位置会发生变化，因此在眉毛移动时可能会看到浅表注射的填充剂。当患者抬起眉毛时，这将导致凹陷上方出现明显的凸起，从美学角度来看，这可能是一种不理想的效果[5]。

软组织填充剂一般不在肌肉内注射，因为肌肉收缩会使其移位并造成明显的结节。肌肉内注射和耳郭内注射都会产生与皮下注射相同的美观问题：填充剂的位置会在运动中发生变化。

由于注射到帽状腱膜下的填充剂可能会拉伸额肌，因此前额的水平皱纹可望减少（**图 3.13**）[1]。

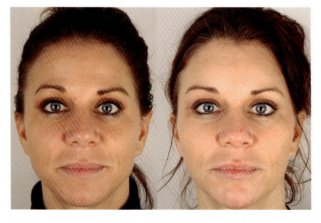

图 3.13　一名患者在帽状腱膜下注射 1.5mL CaHA 治疗前（左）和治疗后（右）的照片，其结果是前额的光反射和轮廓更加理想[6] [From ref Van Loghem JA. *J Cosmet Dermatol* 2018;17(6);1025‐1030 with permission.]

参考文献

[1] Shaw RB, Katzel EB, Koltz PF et al. Aging of the facial skeleton: Aesthetic implications and rejuvenation strategies. *Plast Reconstr Surg* 2011;127:374.

[2] Sykes JM. Applied anatomy of the temporal region and forehead for injectable fllers. *J Drugs Dermatol* 2009 Oct;8(10 Suppl):s24–27.

[3] Chao YYY. Saline Hydrodissection: A Novel Technique for the Injection of Calcium Hydroxylapatite Fillers in the Forehead. *Dermatol Surg* 2018 Jan;44(1):133–136.

[4] Prager W, and Michiels P. A prospective, comparative survey to investigate practitioners' satisfaction with a cohesive, polydensifed–matrix(®), hyaluronic acidbased fller gel with and without lidocaine for the treatment of facial wrinkles. *J Cosmet Dermatology* 2015;14:124–129.

[5] Li X, Du L, and Lu JJ. A Novel Hypothesis of Visual Loss Secondary to Cosmetic Facial Filler Injection. *Ann Plast Surg* 2015;75:258–260.

[6] Van Loghem JA, Use of calcium hydroxylapatite in the upper third of the face: Retrospective analysis of techniques, dilutions and adverse events. *J Cosmet Dermatol* 2018;17(6);1025–1030.

上面部 1/3
颞部凹陷

Jani Van Loghem

目 录

在衰老过程中，由于骨骼和脂肪的吸收，颞部会变得凹陷。眼眶边缘变得更加明显，从而导致骨感外观。补充颞部流失的容量是一种有效的面部年轻化方法，因为其效果往往并不明显，而是很微妙，能掩盖衰老的痕迹。在本章中，我们将介绍使用锐针和非创伤性钝针对颞部凹陷进行治疗的不同技术。与锐针注射相比，钝针在皮下、筋膜间或骨膜上的注射会更加精确[1]。锐针一般更容易控制。由于该区域的解剖变异较大，无法准确预测动脉的确切位置，因此必须使用安全的技术避免动脉内注射（图 4.1）。

颞部凹陷（锐针骨膜前团块注射技术）[2]

注射位置见图 4.2 [2]。

循序渐进的注射技术

（1）消毒并标记颞嵴、眶外侧缘和颧弓。确定最大凹陷区域（图 4.3）。

（2）可以考虑进行颧颞神经阻滞。在颧弓融合

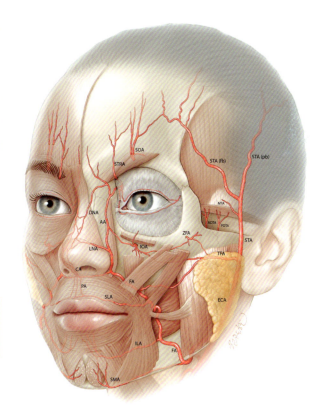

图 4.1 颞部凹陷的动脉高风险区：颞浅动脉（STA）、颞内动脉（MTA）、颞深动脉前部（ADTA）和后部（PDTA）（With kind permission from Jani Van Loghem, UMA Institute.）

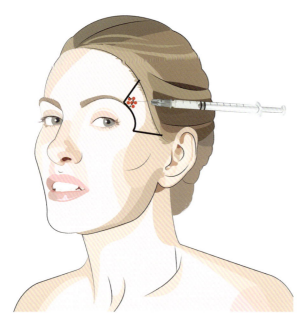

图 4.2　颞骨凹陷处锐针注射示意图。黑线表示颞嵴、眶外侧缘和颧弓上缘。颞嵴外侧的黑色虚线表示 1cm×1cm 的低风险区。红点表示在骨膜上行锐针注射 CaHA

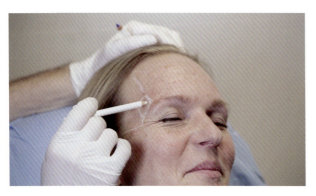

图 4.3　标记颞区和最大凹陷区

点的眶外侧缘深部注射 0.5～1mL 2% 的利多卡因；请参阅第 1 章中的阻滞麻醉。

（3）　使用原始浓度（未稀释）的 CaHA。

（4）　检查搏动情况，避免损伤颞浅动脉和静脉。

（5）　将 27G、19mm 的锐针与皮肤成 45°角缓慢推进至骨膜（图 4.4）。锐针应与骨膜有柔软的接触，患者可能会感觉到一些压力。

（6）　没有必要进行回抽，因为回抽并不可靠[3]。

（7）　将 0.05～0.1mL 未稀释的 CaHA 缓慢、低压注入骨膜（图 4.5）。

（8）　将锐针部分回退、调整方向并重新放回到

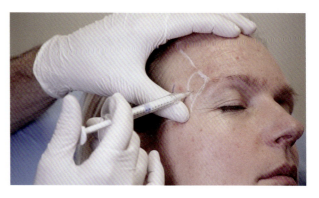

图 4.4　将锐针与皮肤成 45°角缓慢推进到骨膜

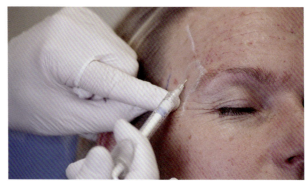

图 4.5　使用同一进针点，在锐针不脱离皮肤的情况下，回退、调整方向、重新摆动并在骨膜上注射多个团块，每个团块注射 0.05～0.1mL，斜面向下

骨膜上，距离第 1 个团块约 5mm。

（9）　再注入 0.05～0.1mL 未稀释的 CaHA，斜面向下。

（10）　重复操作这些步骤，直到凹陷区得到满意的矫正。

（11）　通过轻柔按摩使填充剂均匀分布（图 4.6）。

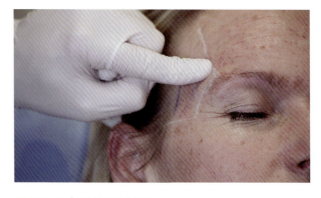

图 4.6　用轻微的压力按压

颞部凹陷（筋膜间钝针技术；颧弓进针点）

注射点见图 4.7。

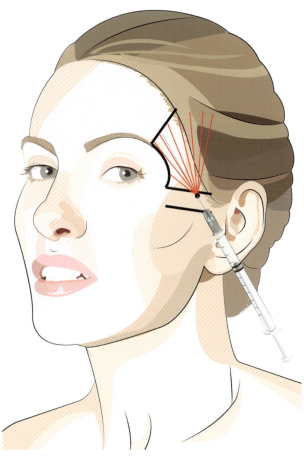

图 4.7　用钝针在颞部凹陷筋膜间隙注射 CaHA 的示意图。黑线表示颞嵴、眶外侧缘和颧弓上缘。红线表示逆行线状注射 CaHA

循序渐进的技术

（1）消毒并标记颞嵴、眶外侧缘和颧弓。确定最大凹陷区域。触摸并标记颞浅动脉，确定进针点，使钝针轨迹不与该动脉平行。

（2）可以考虑颧颞神经阻滞。在颧弓融合点的眶外侧缘深层注射 0.5 ~ 1mL 2% 的利多卡因；请参阅第 1 章中的阻滞麻醉。

（3）在发际线前方的颧弓处，标记进针点并进行麻醉。

（4）使用 23G 的锐针穿孔。

（5）操作钝针穿过皮肤到达皮下脂肪层。作为测试，推进钝针并向上牵拉，查看钝针上方的皮肤厚度（图 4.8）。

（6）将针尖退回进针点，然后确定方向，向下45°，直到感觉到阻力（图 4.9）。

（7）旋转钝针，对抗阻力（颞顶筋膜）。

（8）要检验钝针是否确实一层层向下进入组织，可再次拉起钝针，检查钝针上方的组织是否变厚（图 4.10）。

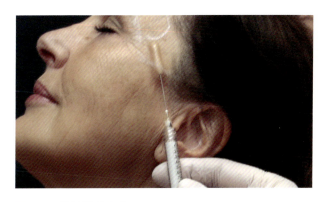

图 4.8　钝针位于皮下

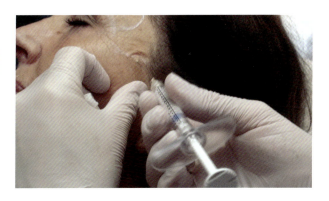

图 4.9　钝针穿过颞顶筋膜阻力

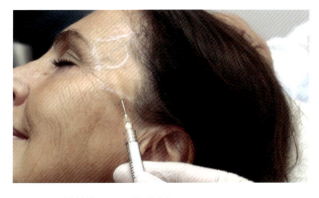

图 4.10　钝针位于两层筋膜之间

（9）前进到颞嵴，开始行扇形注射。

（10）还可以考虑推进到头发下方的区域，以改善头皮的厚度和侧面颊的提升。

（11）轻轻按摩均匀即可。

颞部凹陷（骨膜上钝针技术；颞嵴进针点）

循序渐进的技术

注射点见图 4.11。

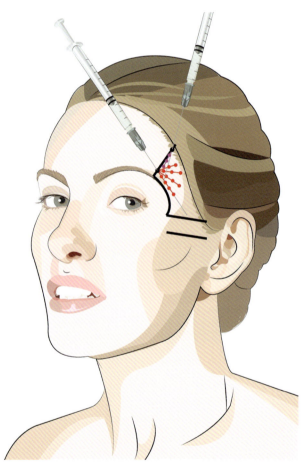

图 4.11　用钝针在颞部凹陷骨膜上注射 CaHA 的示意图。黑线标记颞骨外侧嵴、眶外侧缘和颧弓上缘。红点表示小剂量注射 CaHA

（1）消毒并标记颞嵴、眶外侧缘和颧弓。确定最大凹陷区域。

（2）可以考虑颧颞神经阻滞。在颧弓融合点的眶外侧缘深层注射 0.5 ~ 1mL 2% 的利多卡因；请参阅第 1 章中的阻滞麻醉。

（3）检查搏动情况，避免损伤颞浅动脉和静脉。

（4）在眶缘上方约 1cm 处颞嵴外侧边界的外侧标记进针点。

（5）用含肾上腺素的 1% 利多卡因进行皮下注射麻醉，然后将锐针进一步推进到颞部凹陷的骨膜。可感觉到颞深筋膜的阻力（图 4.12）。

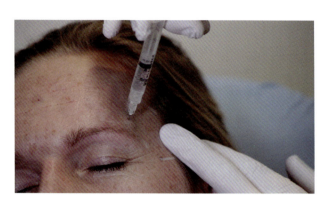

图 4.12　用麻醉针确定骨膜的方向

（6）在锐针接触骨膜的情况下，注入约 0.2mL 局部麻醉剂，让患者感到舒适。

（7）锐针不宜过深。必要时重新定位，直到找到骨膜的最前沿轨迹。

（8）记住麻醉针的方向。

（9）使用较粗的锐针（23 ~ 18G）刺入皮肤。

（10）在不改变皮肤位置的情况下，进一步推进锐针（向骨膜方向，图 4.13）。

（11）在轻触骨膜的同时，将锐针旋转一次并退回。

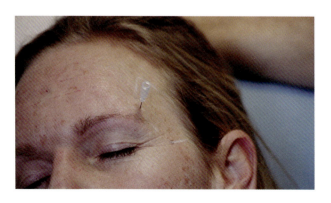

图 4.13　将锐针穿过皮肤和颞深筋膜，直至骨膜水平

（12）改用未稀释的 CaHA，使用 25G 的硬质钝针。

（13）沿着与进针方向相同的方向，在不牵拉皮肤位置的情况下，推进钝针穿过皮肤和颞深筋膜（图 4.14）。

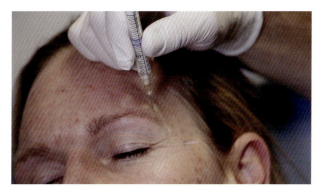

图 4.14　将钝针穿过颞深筋膜，直至骨膜水平

（14）当钝针位于骨膜上时，可以感觉到钝针在骨膜上典型的刮擦。

（15）推进钝针，多次注射 0.05～0.1mL 填充剂，直到达到预期效果。最大限度地将每次给药剂量增加到 0.1mL（图 4.15）。

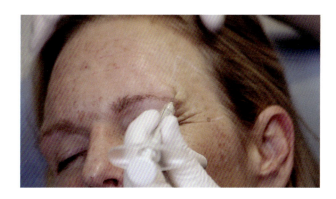

图 4.15　多次注入最大剂量为 0.1mL 的团块

（16）如有必要，可在靠近发际线的位置再做一个进针孔（图 4.16）。消毒并重复第 5 步。

（17）轻柔按摩，让填充剂分布更均匀。

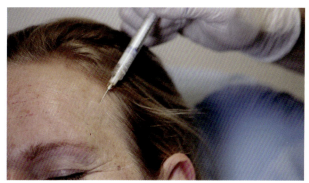

图 4.16　如有必要，可制作第 2 个进针孔

颞部凹陷（筋膜间钝针技术；颞嵴进针点）——作者首选的技术

注射点见图 4.17。

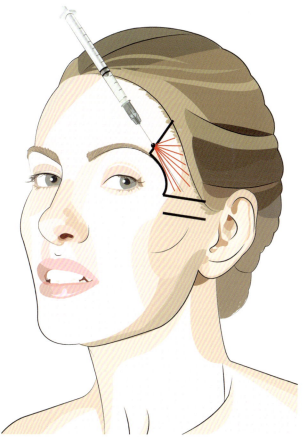

图 4.17　用钝针在筋膜间隙、颞嵴入口处注射 CaHA 的示意图。黑线标记颞嵴、眶外侧缘和颧弓上缘。红线表示逆行注射 CaHA

循序渐进的技术

（1）消毒并标记颞嵴、眶外侧缘和颧弓，确定最大凹陷区域。

（2）可以考虑颧颞神经阻滞。在颧弓融合点的眶外侧缘深层注射 0.5～1mL 2% 的利多卡因；请参阅第 1 章中的阻滞麻醉。

（3）检查搏动情况，避免损伤颞浅动脉和静脉。

（4）在眶缘上方约 1cm 处颞嵴内侧或内侧边界上标记进针点。

（5）用含肾上腺素的 1% 利多卡因进行皮下注射麻醉，然后将锐针进一步推进到颞嵴处的额骨骨膜，进行更深层次的麻醉。

（6）用 23G 的针制备一个进针孔。

（7）使用黏度稍低的 CaHA 产品，以降低结块的风险（例如，0.3mL 利多卡因 /1.5mL CaHA 注射器）。

（8）导入钝针并将其推进到额骨骨膜处（图 4.18）。

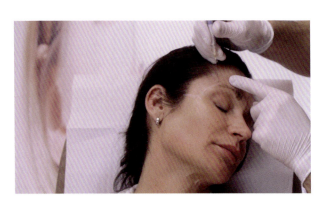

图 4.18　进入点位于颞嵴内侧：向额骨推进

（9）将钝针穿过颞嵴推进到骨膜上。由于骨膜和颞深筋膜的解剖层是连续的，钝针现在将位于颞深筋膜和颞浅筋膜之间（图 4.19）。

（10）逆行注射多条线状材料，每根线条剂量约为 0.1mL，或考虑多个团块状注射，每次注射剂量为 0.05～0.1mL，然后手动将稀释后的填充剂推挤至筋膜之间。

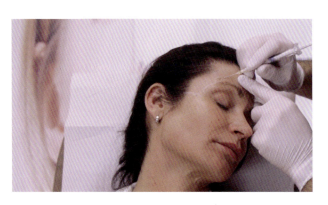

图 4.19　向外侧推进，通过颞嵴和在筋膜间隙注射

术后护理

如有必要，可对该区域进行按摩，以使填充剂均匀分布。注射后，由于该区域压力增加，可观察到静脉和颞浅动脉扩张。颞部可能会出现不均匀的肿胀，因此应告知患者，任何肿胀都是预料之中的，而且是暂时性的，通常持续 1 天，但也可能持续 5 天。在皮下注射时，肿胀会比在颞部注射时严重。进行深层注射，用锐针进行骨膜注射时，由于该产品大多采用这种技术进行肌肉内注射，因此咀嚼时会有疼痛感。

附加治疗，以获得最佳效果

治疗结果见图 4.20。

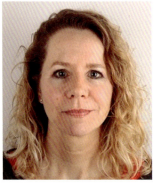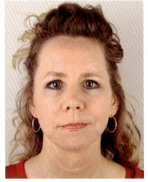

图 4.20　使用 CaHA 治疗后 3 个月的患者示例

为了进一步改善颞部的美观，可以考虑使用肉毒毒素和填充剂来重塑眉形。此外，还可以根据患

者的情况和需求，使用外用药膏、化学焕肤和激光来改善皮肤质地。

参见视频 4.1～视频 4.5。

视频 4.1
颞部凹陷筋膜间钝针技术 1
（包括额部凹陷）

视频 4.2
颞部凹陷筋膜间钝针技术 2

视频 4.3
颞部凹陷骨膜上钝针技术

视频 4.4
颞部凹陷骨膜上锐针技术

视频 4.5
颞部凹陷筋膜间钝针技术
（颧嵴进针点）

参考文献

[1] Van Loghem J, Humzah D, Kerscher M. Cannula versus sharp needle for placement of sof tissue fllers: An observational cadaver study. *Aesthet Surg J.* 2017 Dec 13;38(1):73–88.

[2] Van Loghem J, Yutskovskaya YA, Philip Werschler W. Calcium hydroxylapatite: Over a decade of clinical experience. *J Clin Aesthet Dermatol.* 2015;8:38–49.

[3] Van Loghem J, Fouche J, Tuis J. Sensitivity of aspiration as a safety test before injection of sof tissue fllers. *J Cosmet Dermatol.* 2017;1–8.

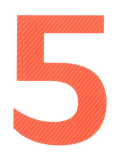

上面部 1/3
眉外侧提升术

Jani Van Loghem

眉外侧提升术可以改善患者的面部外观，让人感觉眼睛更开阔、更清醒。这可以让患者看起来更年轻、更有魅力。尽管注射的量很少，但我们应该意识到动脉的位置可能存在变异，并不总是像图 5.1 中那样。由于它们与眼动脉的终末分支——眶上动脉相连，因此有失明的风险。因此，建议每次进行少量多次的团块注射或逆行线状注射。

眉外侧提升术（锐针多层次注射技术 1）

注射位置见图 5.2（视频 5.1）[1]。

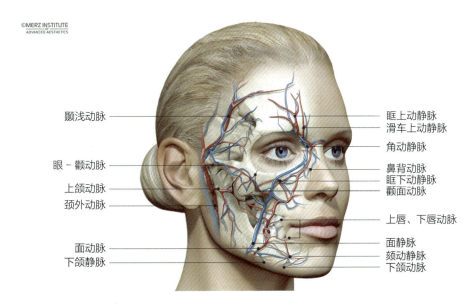

图 5.1　眉部动脉高风险区：颞浅动脉、眶上动脉（With kind permission of the Merz Institute of Advanced Aesthetics.）

富的区域出现瘀斑（图 5.4）。

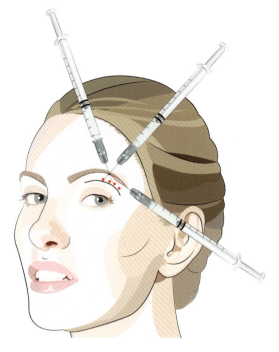

图 5.2　使用皮下逆行线状注射和骨膜前团块注射技术进行眉外侧提升的锐针多层次注射技术示意图。黑线代表眶上缘，红线代表皮下逆行线，红圈代表骨膜上团块

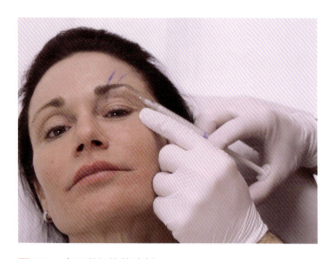

图 5.3　皮下逆行线状注射

**视频 5.1
眉外侧提升术：使用骨膜前团块注射的锐针技术**

循序渐进的技术

（1）消毒并标出眉尾和眉峰的理想位置。

（2）使用原始浓度（未稀释）的 CaHA 或达到标准稀释度的 CaHA（每 1.5mL 注射器含 0.3mL 利多卡因）。

（3）检查搏动情况，避免损伤浅静脉。

（4）以 45° 角从眉尾皮肤进入。将 27G、19mm 的锐针穿过皮肤，以真皮与皮下交界处为目标深度。

（5）针的位置应在眉毛下缘的正下方，并沿着毛发下缘推进至眉峰。

（6）逆行注射两次，共注射 0.05mL（图 5.3）。

（7）将锐针从皮肤上拔出。

（8）对注射区域直接按压，以防止这一血管丰

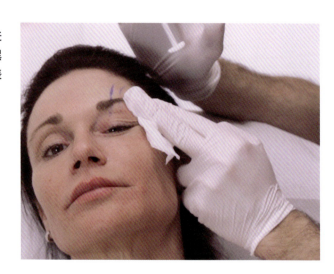

图 5.4　直接按压以避免出现瘀斑

（9）用非惯用手手指向上推动眉毛。将拇指放在眶上缘下缘，防止锐针进入眼眶。

（10）在发际线下眉峰处，将锐针直接推进到眶缘骨膜，也就是眉峰的内侧。

（11）在不完全拔出锐针的情况下，注射 4～5 次，每次为 0.025mL 的小剂量填充剂，锐针始终与骨膜接触，在骨膜上向眉尾"走行"（图 5.5）。

（12）用非惯用手将眉毛向上拉起，拔出锐针，均匀按压填充剂（图 5.6）。

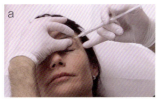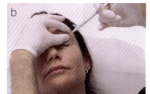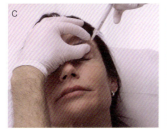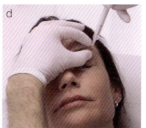

图 5.5 a～d 骨膜上注射

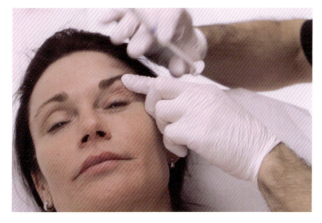

图 5.6 按摩使填充剂分布均匀

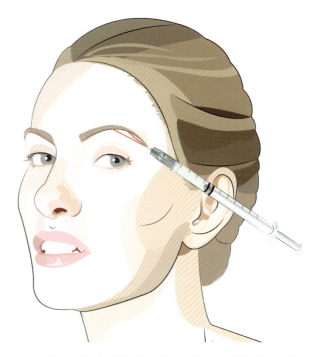

图 5.7 使用皮下和骨膜逆行线注射进行眉外侧提升的锐针多层次注射技术示意图

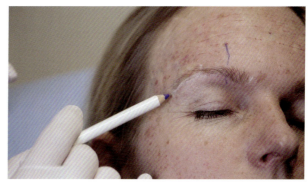

图 5.8 根据理想比例进行标记

眉外侧提升术（锐针多层次注射技术 2）

注射位置见图 5.7（视频 5.2）。

 **视频 5.2
眉外侧提升术：骨膜逆行线状注射的锐针技术**

循序渐进的技术

（1）消毒并标记眉尾和眉峰的理想位置（图 5.8）。

（2）使用原始浓度（未稀释）的 CaHA 或达到标准稀释度的 CaHA（每 1.5mL 注射器含 0.3mL 利多卡因）。

（3）检查搏动情况，避免损伤浅静脉。

（4）以 45°角从眉尾皮肤进入。将 28G 或 27G、19mm 锐针穿过皮肤，保持真皮与皮下交界处为目标深度。

（5）针的位置应在眉毛发际线的正下方，并沿着发际线推进到眉峰。

（6）逆行注射两次，共注射 0.05mL（图 5.9）。

（7）在不完全拔出锐针的情况下，用非惯用手抬起眉毛，将锐针推进到骨膜处（图 5.10）。

（8）将锐针推进到眶缘骨膜上，以大约 4 条逆行线的方式注射总计 0.1mL 的填充剂（图 5.11）。

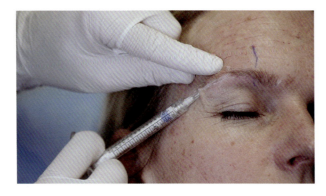

图 5.9　皮下逆行线状注射

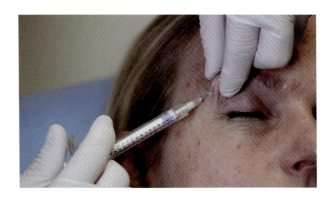

图 5.10　抬起眉毛，将锐针推进到眶缘

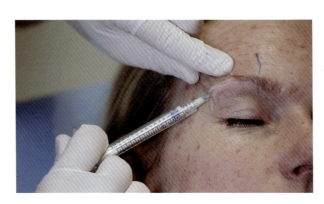

图 5.11　骨膜上逆行线状注射

（9）确保注射时锐针始终在移动。

（10）用非惯用手拉起眉毛，拔出锐针，按摩使填充剂均匀分布。

眉外侧提升术（钝针多层次注射技术）

注射位置见图 5.12（视频 5.3～视频 5.4）。

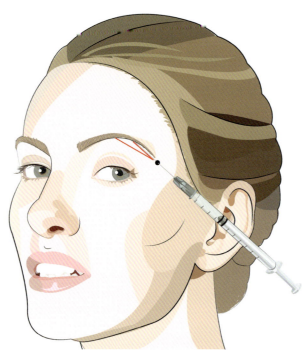

图 5.12　使用钝针多层次注射技术进行眉外侧提升示意图

视频 5.3
眉外侧提升术：钝针技术

视频 5.4
眉外侧提升术：讲习班上的钝针技术

循序渐进的技术

（1）消毒，必要时在眉梢外侧注射极少量的麻醉剂（0.05mL 含肾上腺素的利多卡因）（图 5.13）。

（2）使用原始浓度（未稀释）的 CaHA 或达到标准稀释浓度的 CaHA（每 1.5mL 注射器含 0.3mL利多卡因）。

（3）检查搏动情况，避免损伤浅静脉。

（4）以 45° 角从眉尾皮肤进入。将 25G、38mm钝针穿过皮肤，保持真皮与皮下交界处为目标深度。

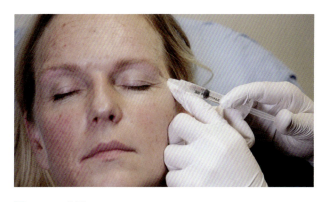

图 5.13　麻醉

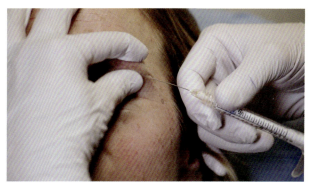

图 5.15　将眉毛抬起，钝针移至骨膜上平面

（5）钝针的位置应在眉毛下发际线的正下方，并沿着发际线推进至眉峰。

（6）完成 1~2 次逆行注射，总共注射 0.05mL（图 5.14）。

（9）在眼眶边缘向眉毛外侧顶端注射总计约为 0.1mL 的填充剂，缓慢进行逆行线状注射。

（10）根据需要调节均匀度。

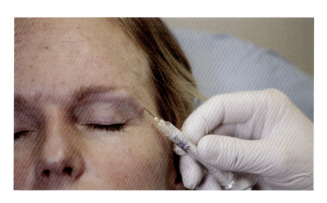

图 5.14　皮下逆行线状注射

（7）在不完全拔出钝针的情况下，将眉毛抬离眼眶边缘。通过肌肉的阻力将钝针推向眶缘骨膜。通过阻力时可听到典型的"咔嗒"声。

（8）在保持眉毛上提的同时，将钝针推进眶上缘至眶上孔外侧（图 5.15）。

术后护理

必要时，可对注射区域进行按摩，使填充剂均匀分布。注射后可观察到水肿，一般可持续 1 天。由于眉部有丰富的血管结构，预计会出现瘀斑，尤其是用锐针注射时。建议在注射后进行预防性压迫，以防止血肿。

附加治疗，以获得最佳效果

为了进一步改善眉毛的外观，可以考虑使用肉毒毒素重塑眉形，并在颞部、前额的邻近区域进行填充。此外，还可以就是否拔眉提供建议。另见图 5.16。

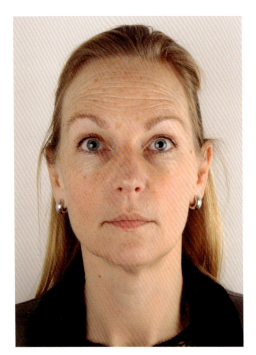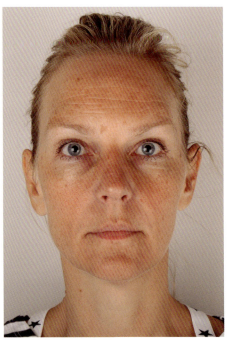

图 5.16　患者接受 CaHA 治疗前后 2 个月的案例（患者还接受了其他部位的治疗）

参考文献

[1] Van Loghem J, Yutskovskaya YA, Philip Werschler W. Calcium hydroxylapatite:Over a decade of clinical experience. *J Clin Aesthet Dermatol*. 2015;8:38–49.Video 5.1 Lateral brow lift:Needle technique with periosteal boluses.Video 5.2 Lateral brow lift: Needle technique with periosteal retrograde linear thread.Video 5.3 Lateral brow lift:Cannula technique.Video 5.4 Lateral brow lift: Cannula technique at workshop.

上面部 1/3
男性额部隆起

Jani Van Loghem

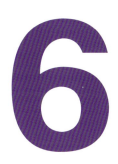

额部隆起是男性的面部特征。改善额骨突出会让患者看起来更有男子气概。与女性相比，男性额骨与眼眶边缘平行的嵴更为突出。因此，理想的CaHA注射深度是骨膜水平。在此章节，将介绍帽状腱膜下行钝针技术。该区域的主要危险区域是从眶上孔/切迹上升的神经血管束。由于眶上动脉位于致密的组织中，靠近骨膜，因此应避免可能发生的血管内事件。为将风险降至最低，不要在此区域强行穿刺钝针（图6.1）。

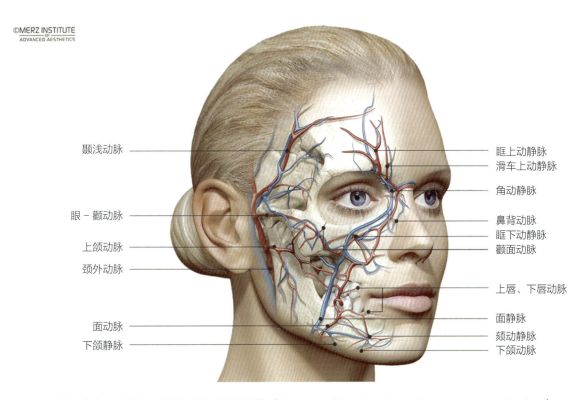

颞浅动脉

眼 - 颧动脉

上颌动脉

颈外动脉

面动脉

下颌静脉

眶上动静脉
滑车上动静脉

角动静脉

鼻背动脉
眶下动静脉
颧面动脉

上唇、下唇动脉

面静脉
颏动静脉
下颌动脉

图 6.1 前额动脉高风险区：颞浅动脉、眶上动脉（Courtesy Merz Institute of Advanced Aesthetics.）

男性额部整形（钝针技术）

注射位置见图6.2。

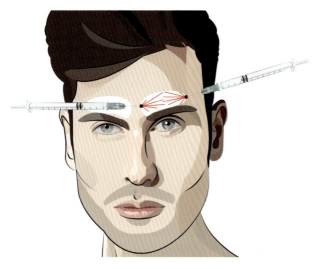

图6.2　采用帽状腱膜下钝针技术增强男性额凸的示意图

循序渐进的技术

（1）标记该区域并进行消毒。可考虑对进针点、颞上神经和眶上神经进行阻滞麻醉。

（2）使用23G的锐针制备进针点（注射时最好使用22G的钝针，以进一步减少血管并发症）（图6.3）。

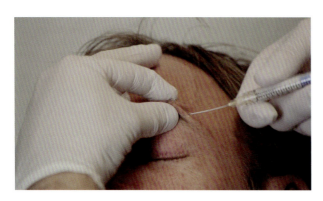

图6.3　侧向进针点

（3）使用原始浓度（未稀释）的CaHA或达到标准稀释浓度的CaHA（每1.5mL注射器含0.3mL利多卡因）。

（4）拉伸皮肤，使钝针穿过真皮层，可以考虑在拇指和食指之间滚动注射器。

（5）抬起钝针前方的组织，为骨膜开辟一条阻力最小的路径。

（6）在骨膜上轻轻推进钝针，不要用力。注射时，用非惯用手的手指按压眶上凹陷。

（7）在骨膜上注射多根逆行线条，每根逆行线条最多注射0.05mL（图6.4）。不要抵抗阻力强行插入钝针，因为眶上孔周围区域包含神经血管束。

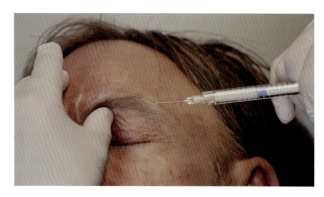

图6.4　骨膜上注射

（8）在眼眶边缘向眉毛外侧顶端进行缓慢的逆行线状注射，总计0.1mL。

（9）从内侧进针点，即眶缘上方2~3cm处（图6.5、图6.6）水平推进钝针至骨膜。将非惯用手的一根手指放在眶缘上施压。

（10）在骨膜上推进钝针，逆行线状注射填充剂，每根线条注射量约为0.025mL，保持注射剂量最大在0.04mL的限度内[1]。

（11）根据需要调节均匀。

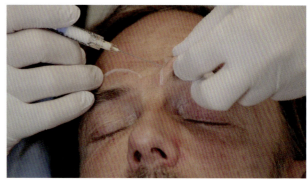

图6.5　内侧进针点

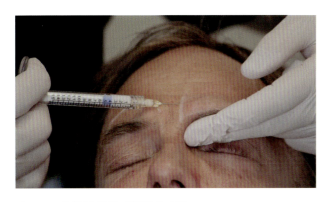

图 6.6　用非惯用手手指压住动脉

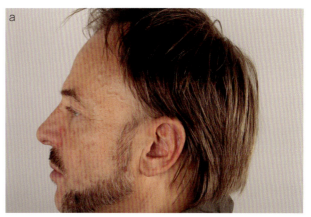

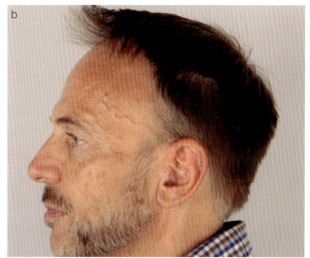

图 6.7　男性患者治疗前（a）和治疗后（b）的案例，每侧注射 0.75mL CaHA，以增加正面凸起 (b)

术后护理

必要时，可对注射区域进行按摩，使填充剂分布均匀。注射后可观察到水肿，一般可持续 1 天。由于水肿靠近眶上孔，肿胀可能会下降到眼睑。出现这种情况时，肿胀一般会持续几天。

附加治疗，以获得最佳效果

治疗结果见图 6.7。为了进一步改善男性额部的外观，可以在额肌注射肉毒毒素，以降低眉毛并放松肌肉。还可考虑在邻近区域（颞部、额部凹陷处）进行填充。

另见视频 6.1。

视频 6.1
男性额部隆起，钝针技术

参考文献

[1] Khan T et al. An anatomical analysis of the supratrochlear artery:Considerations in facial filler injections and preventing vision loss. *Aesthetic Surgery Journal* 2017;37(2):203–208. Video 6.1 Frontal bossing in males, cannula technique.

上面部 1/3
水平额纹

Jani Van Loghem

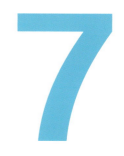

水平额纹一般不采用 CaHA 进行治疗。因为这些横纹本质上是动态皱纹，因此通常选择肉毒毒素进行治疗。CaHA 的原始形态过于黏稠，因此在浅层注射会导致肿块和透过皮肤可见的白色。在选择填充剂治疗皮内水平额纹时，软性透明质酸填充剂是首选。稀释后的 CaHA 可以帮助改善额头皮肤的质地，从而有助于淡化水平额纹。

额头应注意的危险区域见图 7.1。

水平额纹：超稀释，锐针技术

注射位置见图 7.2。

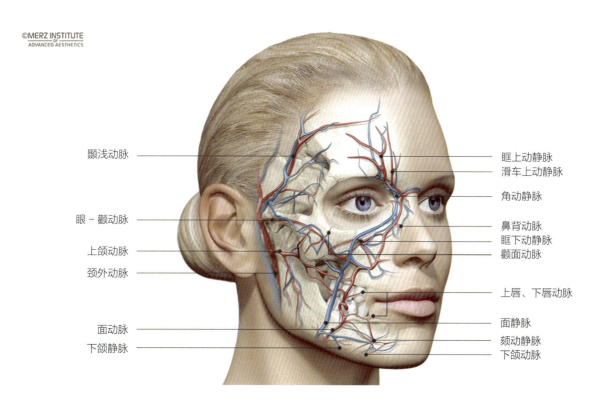

©MERZ INSTITUTE
OF
ADVANCED AESTHETICS

颞浅动脉

眼 – 颞动脉

上颌动脉

颈外动脉

面动脉

下颌静脉

眶上动静脉
滑车上动静脉

角动静脉

鼻背动脉
眶下动静脉
颧面动脉

上唇、下唇动脉

面静脉

颏动静脉
下颌动脉

图 7.1　前额动脉高风险区：颞浅动脉、颞上动脉（By courtesy of Merz Institute.）

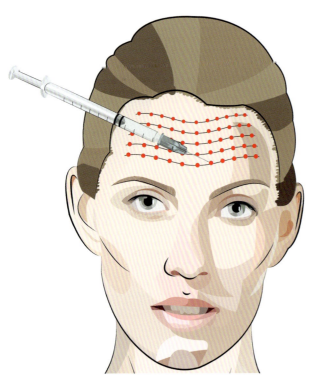

图 7.2 使用锐针行皮内逆行线状注射（黑线）和皱纹中的连续穿刺（红点）的注射技术示意图

循序渐进的技术

（1）考虑使用肉毒毒素进行预处理，并在帽状腱膜下间隙进行注射，以放松额肌。

（2）对前额皮肤进行消毒。考虑滑车上神经和眶上神经阻滞。

（3）每 1.5mL 注射器使用 1～1.5mL 含肾上腺素的利多卡因超稀释 CaHA。

（4）将带有斜面的 27G 或 28G 注射针向上推进到真皮层，角度为 10°～20°，以防止注射针穿过真皮层。

（5）在真皮深层注射时，斜面向上，不要太浅（锐针的灰色部分不应可见），也不要太深，危险区主要在皮下脂肪层。沿着水平皱纹注射，可以逆行注射，也可以小剂量注射，注射量不超过 0.025mL（图 7.3）。

（6）保持低压注射，低剂量注射（每次逆行注射量远低于 0.04mL）[1]。

（7）根据需要调节均匀。

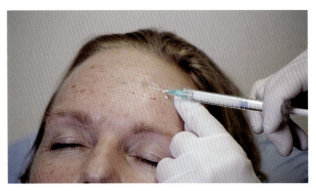

图 7.3 在皱纹内逆行线状注射最大 0.025mL 的等量注射液，0.025mL/点，皮内注射于皱纹处

术后护理

必要时，可对注射区进行按摩，使填充剂分布均匀。注射后会出现水肿，一般会持续 1 天。告知患者，尽管可能会立即看到效果，但在接下来的几个月里，达到面部年轻化将是一个缓慢的过程。

附加治疗，以获得最佳效果

为了进一步淡化水平额纹，可以使用肉毒毒素来放松额肌，最好在 CaHA 治疗前 1～2 周使用。在额肌深层（额头凹陷处）注射填充剂，因为拉伸了肌肉，诱导了肌肉调节能力，那么肌肉的基本张力和肌肉活动就会降低（图 7.4 和视频 7.1）。

 视频 7.1
水平额纹，超稀释技术

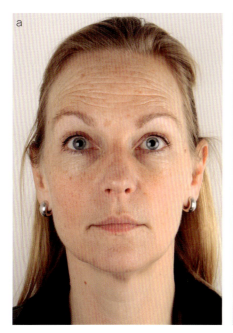 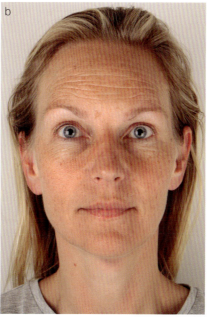 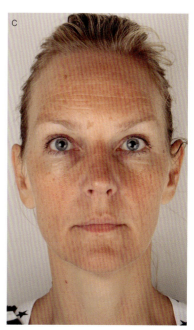

图 7.4 患者每侧接受 0.5mL 稀释 CaHA 治疗的案例（患者还接受了其他部位的治疗）。a. 治疗前（仅注射 CaHA 后 1 个月）；b. 注射肉毒毒素后 1 个月；c. 注射 CaHA 后 2 个月

参考文献

[1] Khan T et al. An anatomical analysis of the supratrochlear artery:Considerations in facial filler injections and preventing vision loss. *Aesthetic Surgery Journal* 2017;37(2):203–208.

上面部 1/3
颞嵴过渡

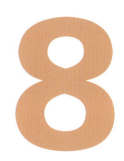

Jani Van Loghem

在此，我们将介绍使用锐针和非创伤性钝针减少颞嵴锐度的治疗技术。平滑的颞嵴可减少凹陷的外观，因此具有微妙的年轻化效果。通常情况下，额肌的外侧延伸会超过颞嵴。因此，首选的注射层次是在帽状腱膜下平面延伸至颞部筋膜间平面（图 8.1）。

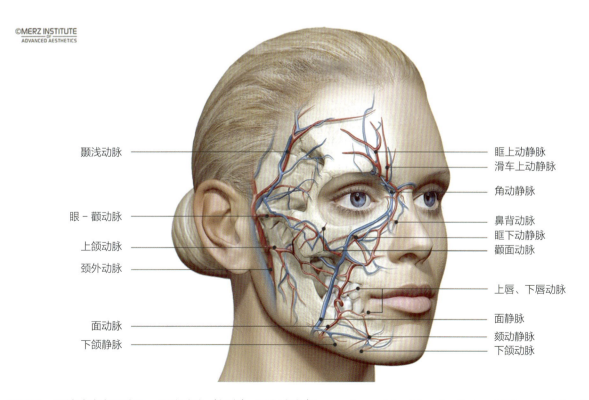

图 8.1　颞嵴动脉高风险区：颞浅动脉（额支）、眶上动脉（By courtesy of the Merz Institute of Advanced Aesthetics.）

49

颞嵴过渡（锐针多团块技术）

图 8.2 显示了注射位置[1]。

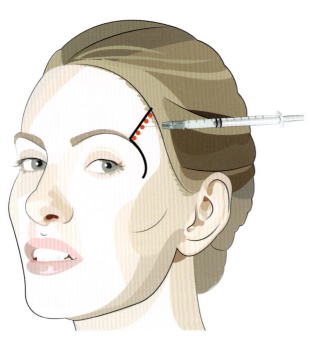

图 8.2　颞嵴外侧锐针注射示意图。黑线表示颞嵴和眶外侧缘，红点表示在骨膜上行锐针注射 CaHA

循序渐进的技术

（1）消毒并标记颞嵴（图 8.3）。

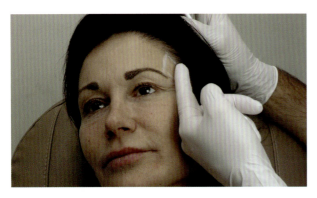

图 8.3　标记颞嵴，额肌通常在颞嵴外侧延伸

（2）使用原始浓度（未稀释）的 CaHA 或标准稀释的 CaHA。

（3）检查搏动情况，避免损伤颞浅动脉和静脉。

（4）将 27G、19mm 的锐针与皮肤成 45°角，缓慢推进至颞嵴外侧的骨膜（图 8.4）。当锐针穿过筋膜并刺入骨膜时，患者可能会听到"咔嗒"声。

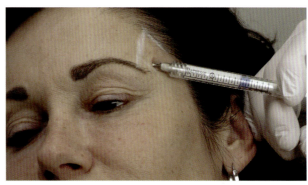

图 8.4　与皮肤成 45°，将锐针推进到颞嵴外侧的骨膜，斜面向下

（5）斜向下的锐针应与骨膜有柔软的触感，患者可能会感觉到一些压力。

（6）没有必要进行回抽，因为回抽并不可靠[2]。

（7）在骨膜上以低压缓慢注射约 0.05mL CaHA（图 8.5）。

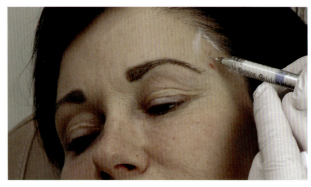

图 8.5　使用相同的进针点，在锐针不脱离皮肤的情况下，回退、调整方向、重新直立于骨面，然后在颞嵴外侧骨膜上注射 1~2 针，每针 0.05~0.1mL，斜面向下。使用第 2 个或第 3 个进针点，然后重复操作

（8）将锐针部分回退、调整方向并重新回到骨膜上，距离第一个团块约 5mm。

（9）再注射约 0.05mL CaHA，针尖斜面向下。

（10）重复这些步骤，直到凸起得到满意的矫正。

（11）在其他进针点处重复上述操作步骤。

（12）从外侧到内侧，有目的地均匀塑形。

颞嵴过渡（肌下钝针技术 1）

注射位置见图 8.6。

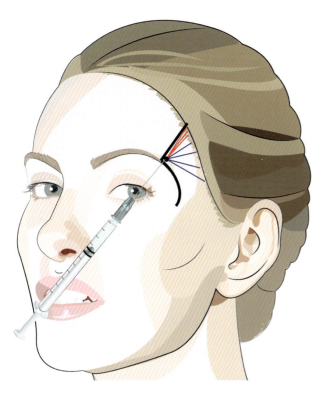

图 8.6　使用钝针在颞外侧嵴肌下层注射 CaHA 的示意图。黑线表示颞嵴和眶外侧缘，红线表示逆行线状注射 CaHA，蓝线表示可能在颞部凹陷处进行额外的逆行注射（筋膜间技术）

循序渐进的技术

（1）消毒并标记颞嵴。

（2）在侧眉处，标记进针点并进行麻醉。

（3）使用 23G 锐针制作钝针入口。

（4）使用 CaHA 的标准稀释液或未稀释的产品。

（5）操作钝针穿过皮肤到达皮下脂肪层，再穿过额肌和韧带（图 8.7）。

（6）沿颞嵴外侧推进，注入一根或多条逆行线条（图 8.8）。

（7）继续在筋膜间隙进行扇形注射（图 8.9）。

（8）轻轻按摩即可使填充剂分布均匀。

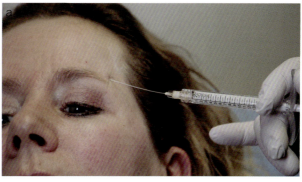

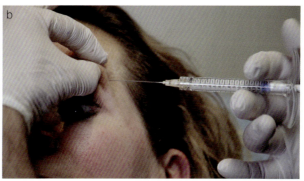

图 8.7　将钝针从真皮层的预孔插入（a），并在用非惯用手向上提拉组织的同时穿过韧带（b）

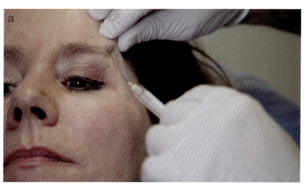

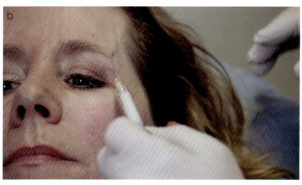

图 8.8　将钝针推进到帽状腱膜深部（a）和颞嵴外侧（b）

51

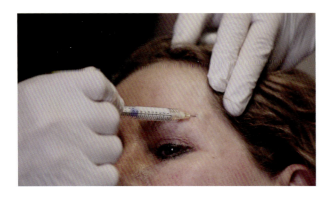

图 8.9　在颞部筋膜间隙推进钝针

颞嵴平滑钝针技术 2：筋膜间和帽状腱膜下

注射位置见图 8.10。

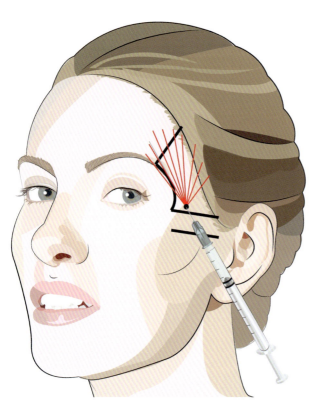

图 8.10　在颞额凹陷处钝针注射示意图。黑线表示颞嵴、眶上缘、眶外侧缘和颧弓上缘，红线表示在额骨骨膜上逆行线状注射 CaHA，并置于颞部筋膜间

循序渐进的技术

（1）消毒并标记颞嵴、眶上缘、眶外侧缘和颧弓（图 8.11）。标记要填充的 C 形区域，并注意颞浅动脉的轨迹。

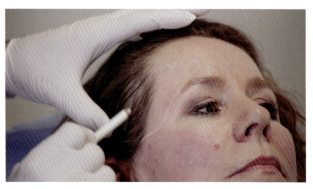

图 8.11　标记颞区

（2）可以考虑颧颞神经和眶上神经阻滞；请参阅第 1 章中的阻滞麻醉。

（3）使用原始浓度（未稀释）的 CaHA 或标准稀释液。

（4）在颧弓上缘，大约在耳轮与外眦之间的中间位置，标记进针点并进行麻醉。

（5）使用 23G 的针制备钝针入口。

（6）操作钝针穿过皮肤到达皮下脂肪层。

（7）旋转钝针通过颞浅筋膜的阻力（图 8.12）。

（8）在颞嵴处抬起额肌，以便将钝针推进到颞嵴之外（图 8.13）。

（9）利用皮肤的柔韧性将钝针推进额部，在帽状腱膜下注射填充剂（图 8.14）。

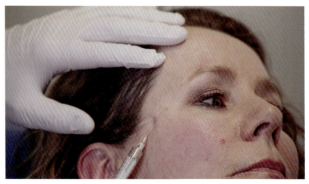

图 8.12　扇形的筋膜间隙

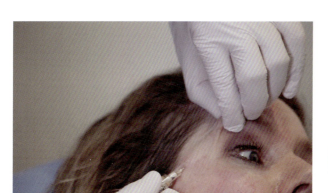

图 8.13　通过提拉额肌，在额部帽状腱膜下空间创建一条阻力最小的路径

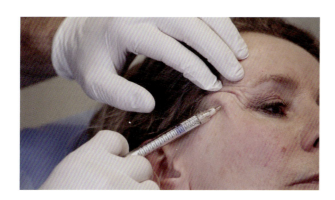

图 8.14　将钝针推进到颞嵴外侧的额部

（10）由于颞深筋膜的解剖层与额骨的骨膜是连续的，因此从筋膜间隙通过颞嵴推进可以使钝针到达帽状腱膜下间隙。

（11）还可以考虑推进到发际线以外的区域，以减少颞部凹陷。

（12）重复这些操作步骤，直到该区域得到满意的矫正。

（13）轻轻按摩即可分布均匀。

术后护理

必要时，可以用手按摩该区域，使填充剂均匀分布。按摩时，应尽量将填充剂按摩到紧邻颞嵴的外侧，有目的地在皮肤上塑形。注射后，由于该区域压力增加，可观察到静脉和颞浅动脉肿胀。颞部的肿胀可能不均匀，因此应告知患者，任何肿胀都是预料之中的，是暂时性的，通常持续 1 天，但也可能持续长达 5 天。在皮下注射时，肿胀比在深层注射时严重。用锐针进行骨膜注射时，可能会出现咀嚼疼痛，因为使用这种技术主要是在肌肉内注射[3]。

附加治疗，以获得最佳效果

为了进一步改善颞部尖锐感和凹陷的外观，可以考虑使用肉毒毒素和填充剂填充颞部凹陷和重塑眉形。此外，还可以根据患者的情况和需求，局部使用面霜、焕肤和激光进行治疗。

另见图 8.15 和视频 8.1～视频 8.3。

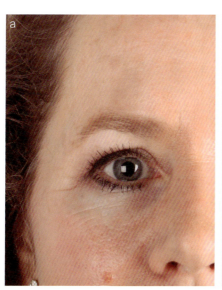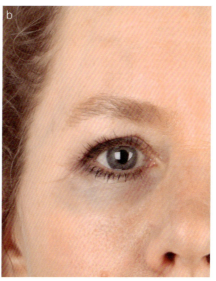

图 8.15　患者在颞嵴和颞部凹陷筋膜间隙处注射 1.5mLCaHA。a. 治疗前。b. 治疗后

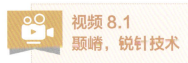

视频 8.1
颞嵴，锐针技术

视频 8.2
颞嵴，钝针技术 1

视频 8.3
颞嵴，钝针技术 2

参考义献

[1] Van Loghem J, Yutskovskaya YA, Werschler PW. Calcium hydroxylapatite: over a decade of clinical experience. *J Clin Aesthet Dermatol* 2015;8:38–49.

[2] Van Loghem J, Fouche J, Thuis J. Sensitivity of aspiration as a safety test before injection of soft tissue fillers. *J Cosmet Dermatol* 2018;17(1):39–46.

[3] Van Loghem JAJ. Use of calcium hydroxylapatite in the upper third of the face: Retrospective analysis of techniques, dilutions and adverse events. *J Cosmet Dermatol.* 2018;17(6);1025–1030.

中面部 1/3
面颊

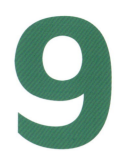

Shino Bay Aguilera，Luis Soro，and Jani Van Loghem

引言

Shino Bay Aguilera and Luis Soro

衰老也许是不可避免的，但对衰老过程的了解能让我们增强青春活力，恢复失去的青春。面部衰老以前被认为是重力作用于皮肤和皮下脂肪的结果，但衰老实际上是一个多维度、多层次和多组织的过程[1-4]。面部衰老的发生是由于皮肤的内在和外在变化、深层脂肪的吸收，以及骨骼的改变造成的[5]。其结果是脸部的表面形态、形状和比例发生变化，所有这些都是造成面部衰老的原因[6]。随着时间的推移，中面部尤其容易变得平坦和下垂[7]。作者认为，颧骨是年轻、美丽和生育能力的重要标志。一些研究表明，颧骨宽度与面部高度之比越大，人们对其吸引力的感知就越强。因此，在对中面部进行注射填充时，必须保留、恢复或模仿颧

骨，但绝不能变形、改变或埋没颧骨。理想的颧骨是卵圆形的，而不是圆形的，它存在一个角度。在眼球下缘有一个高点，称为顶点。HD-Sculpt 是一种使用羟基磷灰石的注射技术，可通过塑形和抬高中面部来扭转中面部的一些变化，使其看起来更有立体感。其目的是通过重塑中面部和填充颧弓来增强颧骨。由于提升了这一区域，下颏也能得到明显改善。沿下颌角和下颏周围直接注射也可用于进一步增强下颌角轮廓和改善面部年轻化。

安全因素

注射填充剂的首要问题是，无论外部挤压还是将产品注入血管，都会造成动脉栓塞（图 9.1）。尤其是羟基磷灰石等较难溶解的产品。幸运的是，血管栓塞的情况很少发生，在骨膜区注射时，如在 HD-Sculpt 技术中，血管栓塞很容易避免。不过，需要注意的主要的面部动脉是眶下动脉、面横动脉

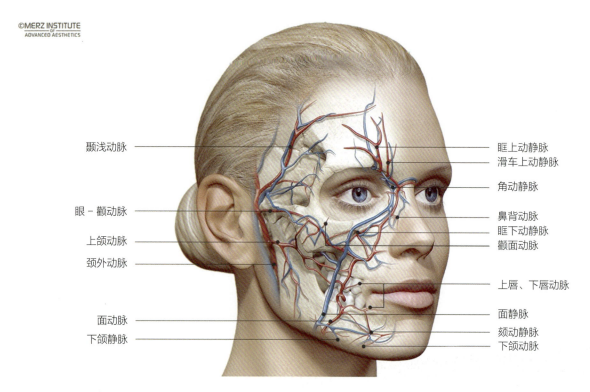

颞浅动脉

眼－颧动脉

上颌动脉

颈外动脉

面动脉

下颌静脉

眶上动静脉
滑车上动静脉
角动静脉
鼻背动脉
眶下动静脉
颧面动脉
上唇、下唇动脉
面静脉
颏动静脉
下颌动脉

图 9.1 动脉高风险区：眶下动脉、面横动脉、面动脉、角动脉（By courtesy of Merz Institute.）

和弯曲的面动脉与内眦动脉的吻合。损伤神经的情况虽然不常见，但也应避免，使用这种技术时应注意的主要神经是眶下神经，伤及该神经可导致长时间的顽固性神经痛。

在注射 CaHA 之前，可考虑将产品转移到 1mL BD 注射器中，这样可以更容易地进行抽吸，并确保针尖不会置于血管内[8]。使用逆行注射技术和避免大量注射也有助于最大限度地减少意外栓塞。最近，出现了手持式静脉探测仪，这对降低风险和减少淤青非常有帮助。

区分血管内注射和瘀斑的能力至关重要。组织立即褪色表明是血管内注射。冰敷被误认为会使瘀伤的部位造成进一步的血流破坏，加速坏死。由于某些产品含有麻醉成分，因此疼痛程度不一。注射数小时后，注射血管的分布区通常会出现紫红色网状斑块。脓疱形成后，组织逐渐变黑，表明即将坏死。一旦怀疑血管栓塞，应立即采取措施，包括：向患处注射至少 150U 的透明质酸酶，尽量减少外部挤压；涂抹一氧化氮软膏；经常热敷；用力按摩患处；建议每天服用阿司匹林，直到症状得到缓解。

填充面颊：HD-Sculpt 技术 1（男性）

Shino Bay Aguilera and Luis Soro

注射位置见图 9.2。

（1）确定面颊最高点。如果无法找到，则使用亨德尔线。对于男性，使用虹膜外侧和口角之间的垂直线，并找到与鼻翼－耳屏连线的交叉点。用利多卡因麻醉该区域（图 9.3），然后用 21G 锐针制备一个进针点（图 9.4）。

（2）以 30°角插入钝针（图 9.5）。

（3）进入骨膜上平面后，将角度减小到 10°，并保持注射器与颧骨平行。钝针顶端应位于女性患者面颊的最高点或男性患者颧突后方 1～2mm 处。

（4）向发际线逆行和横向注射，连续注射 0.1mL，最后在颧骨处注射 0.5mL（图 9.6）。这样既能突出和修饰颧颊，又能以颧骨为平台直接提升中面部。下面部也被间接提升。

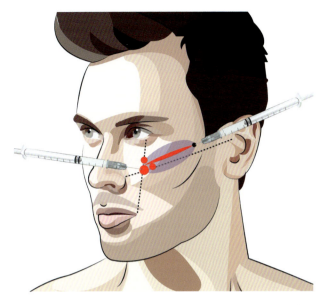

图 9.2　中面部产品注射示意图。红线代表一条逆行线，由使用非创伤性钝针注射的多个骨膜前团块组成。红点代表用 27G 锐针注射的骨膜上填充剂团块，另一侧也应如此

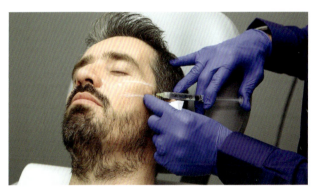

图 9.3　用 1% 利多卡因麻醉该区域

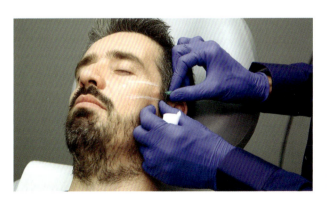

图 9.4　用 21G 注射针制备进针点

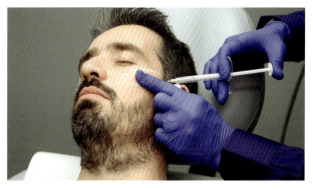

图 9.5　以 30° 插入钝针。进入骨膜上平面后，将角度减小到 10°，并保持注射器与颧骨平行。钝针顶端应位于颧突后方 1~2mm 处

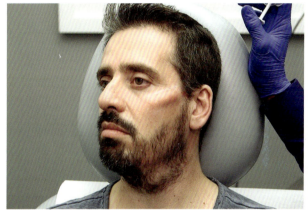

图 9.6　在向发际线逆行和横向移动的同时注射，连续注射 0.1mL 产品，最后在颧骨上注入总计 0.5mL 产品

（5）用提供的锐针将 0.2mL 产品垂直于颧骨顶端（图 9.7）。

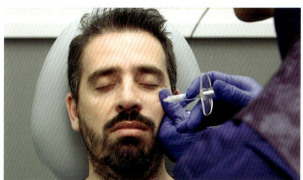

图 9.7　用提供的锐针将 0.2mL 产品垂直于颧骨顶端

（6）继续向发际线横向注射 0.05mL 的等量注射液，直到达到所需的清晰度和提升效果，同时注意颧骨应向横向变薄。

另见视频 9.1。

视频 9.1
Shino Bay HD-Sculpt
技术 1

HD-Sculpt 技术 2（女性）

Shino Bay Aguilera and Luis Soro

注射位置见图 9.8。

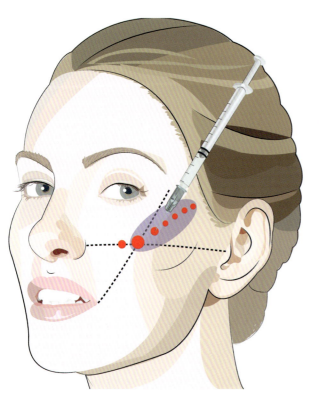

图 9.8　中面部产品注射示意图。虚线用于找到面颊的顶点。30°~45°用于从略微自上而下（而非垂直/水平）的角度插入注射器，红点表示骨膜上 CaHA 团块

（1）找到面颊最高点。如果无法找到，则使用亨德尔线（图 9.9）。

（2）向后牵拉组织将面颊最高点移动 1cm，垂

直于骨膜注射 0.1mL（骨膜上；图 9.10）。

（3）回到之前的最高点，在骨膜上注射 0.2mL（图 9.11）。

（4）继续在颧骨上注射小剂量 0.05mL 的填充剂，直至到达发际线，注射间距约为 0.5cm（图 9.12）。

（5）对于女性，通过在脸颊内侧深层脂肪区注射填充剂，在脸颊前内侧重塑鹅蛋形曲线（图 9.13）。

（6）对于男性，不要塑造"鹅蛋脸"曲线。最

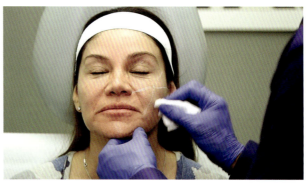

图 9.9　使用亨德尔线定位颊顶

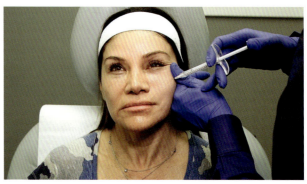

图 9.10　锐针从头颅方向刺入，以垂直上提颧颊，锐针位于颧颊顶外侧 1cm 处

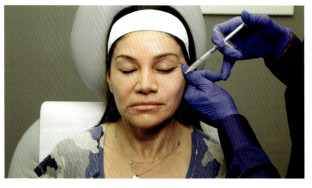

图 9.11　在向后拉面颊的同时向顶点注射 0.2mL 填充剂

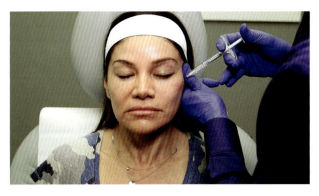

图 9.12　在颧弓顶部向发际线注射 0.05mL 等量注射液

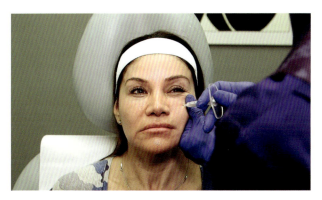

图 9.13　在面颊内侧深层脂肪区注射额外的 0.1mL 等量注射液

大限度地将产品注射到脸颊外侧，以创造出更有棱角的外观。

（7）皮下注射可采用不同的技术，如连续穿刺或退行性扇形注射。

另见视频 9.2。

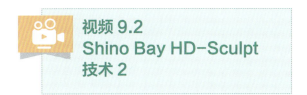

视频 9.2
Shino Bay HD-Sculpt
技术 2

填充面颊：精子状多层次钝针技术

Jani Van Loghem

面颊下垂是由许多解剖学上的变化造成的。为

了提升和改善面颊的外观，可以通过注射 CaHA 矫正其中的许多变化。此外，理想的面部还需要增强脸颊形状的某些特征。骨和脂肪的吸收以及皮肤的松弛使得重力可以向下拉动中面部的软组织，只是受到固有韧带的限制。精子技术的名称来源于一位同事的评论，当时他来参加一个研讨会，而作者正在介绍这项技术：先注射团块（头部），然后再逆行线状注射白色产品（尾部）。

注射位置见图 9.14。

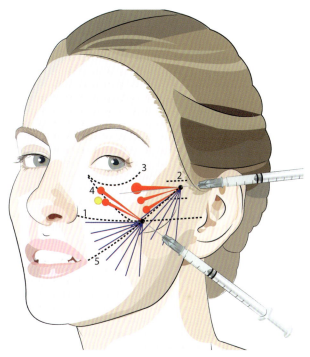

图 9.14　多层次钝针技术示意图。红色线代表骨膜前注射；蓝色线代表浅层注射后；黑色虚线表示面颊（1）、颧弓（2）、眶下缘（3）、中面部褶皱（4）和提升方向的矢量线；黄点表示眶下孔

循序渐进的技术

（1）消毒并标记紧靠发际线内侧的颧弓进针点。

（2）标记颧颞线、颧弓、眶下缘、颧皮韧带插入点和矢量线（在解剖学上与面部静脉的位置相关）。

（3）在颧皮韧带插入外侧的颧骨 - 颞骨线处，即矢量线与颧骨 - 颞骨线的交叉处，标记脸颊内侧进针点。

（4）标记危险区：眶下缘（避免将钝针推进

眼眶）和眶下孔。

（5）使用原始浓度（未稀释）的 CaHA 或标准稀释液进行骨膜注射，使用 25G、38mm 钝针和超稀释（每支注射器 1～1.5mL）的 CaHA，用 25G、50mm 钝针进行皮下浅层注射。

（6）用肾上腺素和利多卡因麻醉进针点。

（7）使用 23G 的针进行皮肤穿孔。

（8）在颧弓进针点处，操作钝针穿过皮肤到达皮下脂肪层。

（9）旋转钝针，通过浅表肌腱系统（SMAS）的阻力按压至骨膜（图 9.15）。

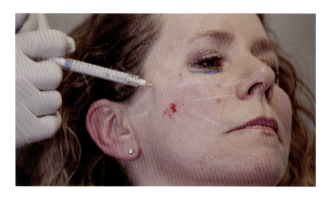

图 9.16　团块状注射和逆行注射，每次注射 0.1～0.2mL

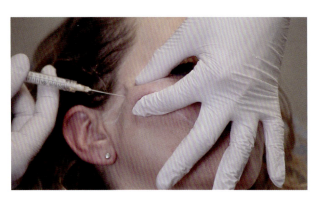

图 9.15　提拉钝针顶端前方的组织，为深层组织制备一条阻力最小的路径。旋转以通过 SMAS 和固有韧带的阻力

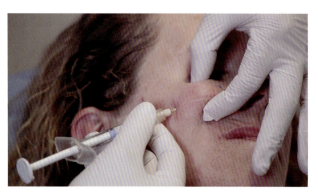

图 9.17　提拉钝针顶端前方的组织，为深层组织制备一条阻力最小的路径。旋转以通过 SMAS 和固有韧带的阻力

（10）将钝针平行于耳郭 - 颞线推进至眶下缘下 1～2cm 处。

（11）注入 0.1～0.2mL 高黏度产品。然后，在骨膜上逆行线状注射 0.1～0.2mL 的注射液，回到进针点（图 9.16）。

（12）在进针点重新调整钝针的方向，然后朝更靠下的方向重复上述步骤 2 次。

（13）在内侧进针，将钝针推进到眶下缘和眶下孔之间的骨膜处（图 9.17）。

（14）注射 0.05～0.1mL 的小剂量团块；从团块处向进针点处再逆行线状注射 0.1～0.2mL 的填充剂（图 9.18）。

（15）向更下的方向重复上述操作步骤，钝针正好位于眶下孔外侧。

（16）换成使用较长钝针的超稀释 CaHA。

（17）从侧面进针点，沿着真皮与皮下交界处

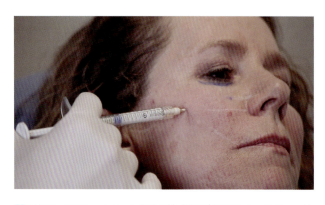

图 9.18　0.05～0.1mL 的团块状注射和 0.1～0.2mL 的逆行注射

的矢量线推进钝针。确保产品不会注射到颧皮韧带皮肤插入处的骨面内，以避免颧骨水肿。

（18）注射 0.05～0.1mL 的逆行线状线条。

（19）以退行性扇形技术向更下方重复退行性注射（图 9.19）。

（20）从内侧进针点，沿着鼻翼 - 耳屏连线将钝针推进到鼻翼部。

（21）注射 0.05 ~ 0.1mL 的逆行线状线条。

（22）以退行性扇形技术向更下方重复退行性注射（图 9.20），避免在下颌注射大剂量填充剂。

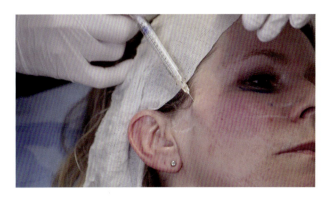

图 9.19　使用稀释的 CaHA，以扇形技术从侧向进针点处注射多条线性螺纹

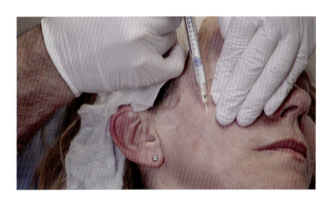

图 9.20　使用稀释的 CaHA，以扇形技术从内侧进针点注射多条线性螺纹

（23）根据需要进行按摩，使填充剂分布均匀。另请参阅视频 9.3。

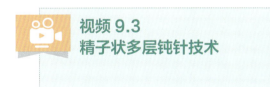

视频 9.3
精子状多层钝针技术

填充面颊：锐针技术

Jani Van Loghem

注射位置见图 9.21。

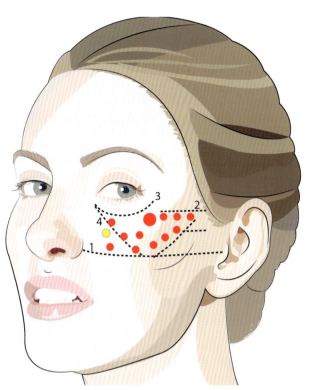

图 9.21　锐针面颊骨膜前团块注射技术示意图。黑色虚线表示颧骨－颧弓线（1）、颧弓（2）、眶下缘（3）、颧韧带的插入点（4）；黄色圆圈代表眶下孔；红色圆点代表骨膜注射的 CaHA 团块

循序渐进的技术

（1）在示意图中标出线路和危险区域。

（2）使用原始浓度（未稀释）的 CaHA 或标准稀释液，用 27G、19mm 的锐针进行骨膜注射。

（3）进针时抬起颊部，使固有韧带复位（图 9.22）。

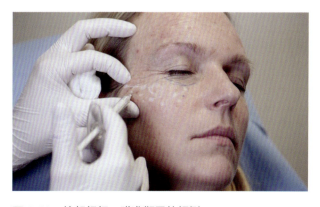

图 9.22　抬起组织，瞄准颧弓的颅侧

（4）使用单次皮肤穿刺，在骨膜上注射 3～4 个团块，以减少不适感（图9.23）。

（5）从外侧向内侧注射，每次注射 0.05～0.1mL。在面颊最高处注射更多，但每次注射不要超过 0.1mL，以防止血管并发症（图9.24）。

（6）在骨膜上注射时，抬起颧皮韧带，用注射器将其推起，使注射物分布均匀（图9.25）。

（7）在面颊内侧，重新检查眶下孔的位置（图9.26）。

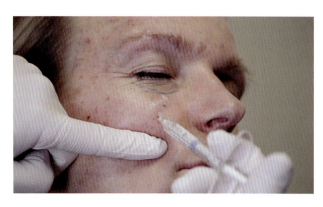

图9.26　内侧注射，避开眶下孔

（8）将团块注射至孔的上方、外侧和下方。

（9）根据需要进行按摩，使填充剂分布均匀。

填充面颊：锐针技术。

另见视频9.4。

**视频9.4
锐针技术**

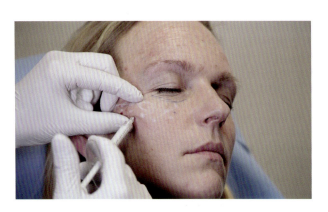

图9.23　多个骨膜前团块使用一个进针点

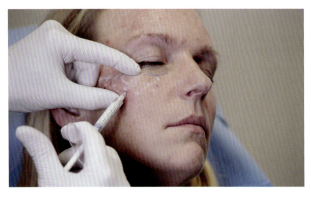

图9.24　在顶点注射更多

填充面颊：改善皮肤质地

Jani Van Loghem

注射位置见图9.27。

循序渐进的技术

（1）在示意图中标出线路和进针点。

（2）对皮肤、耳朵以及耳前和耳上的头发进行消毒。

（3）考虑在进针点处使用局部麻醉（利多卡因和肾上腺素用于收缩血管）。

（4）使用超稀释 CaHA［每 1.5mL CaHA 产品含 0.5～1.5mL（稀释）利多卡因］和 25G、50mm 钝针。

（5）为了保持注射层次位于浅层，用 1 根手指在进针点的前面和后面，沿着钝针的长轴方向拉伸皮肤（图9.28）。

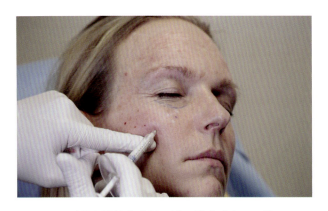

图9.25　对着光线检查注射区域，使皮肤表面平整

状注射。

（9）从下颌角进针（图 9.30），用非惯用手拉起脸颊，以方便进行浅层注射。

（10）从面颊中部的进针点（图 9.31），按照示意图以扇形技术注射多个退行性线条。

（11）如有必要进行按摩塑形。

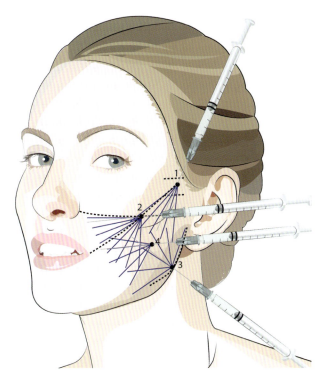

图 9.27　改善面颊皮肤质地的钝针技术示意图。黑色虚线表示面颊、颧弓和下颌角；数字表示 4 个进针点；蓝线代表在真皮与皮下水平注射的超稀释 CaHA

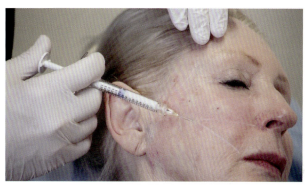

图 9.29　第 2 个进针点位于耳廓 – 颞线上，大约位于来自眶外侧缘的垂直线上

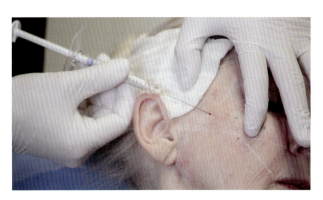

图 9.28　第 1 个进针点位于颧弓，就在发际线的前方，大约在外耳道和外眦角之间的中间位置

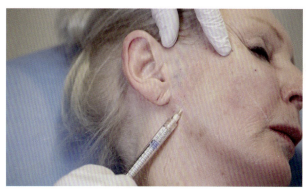

图 9.30　第 3 个进针点位于下颌角

（6）根据示意图，以扇形技术进行每行为0.05 ~ 0.1mL 的退行性扇形注射。

（7）从面颊内侧的注射点开始，越过鼻翼 – 耳屏连线推进到鼻唇沟（图 9.29）。在注射稀释的CaHA 时，也可以注射鼻唇沟。注意该区域的面动脉。

（8）根据示意图，采用退行性扇形技术，每行注射 0.05 ~ 0.1mL 填充剂，进行多次的退行性条带

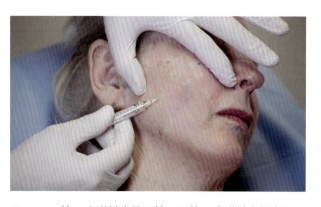

图 9.31　第 4 个进针点位于第 2 和第 3 个进针点的中间

术后护理

必要时，可对该区域进行按摩，使填充剂分布均匀。这样做时，应使用向上塑形的方法。该技术可改善注射产品的形状，并将固有韧带重新定位到更水平的方向。肿胀可能不均匀，1~2天后会消退。

附加治疗，以获得最佳效果

有时面颊外侧填充后，睑颊沟（PMG）变得更加明显。治疗后有必要进行严格评估。

另见图 9.32 和视频 9.5。

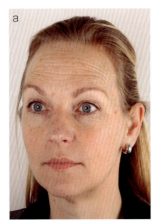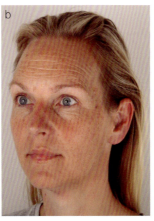

图 9.32 使用 CaHA 治疗的患者。a. 治疗前和治疗后；b. 注射后 2 个月

视频 9.5
改善皮肤质地的钝针技术

参考文献

[1] Furnas DW. The retaining ligaments of the cheek. *Plast Reconstr Surg* 1989;83:11–16.

[2] Barton FE Jr. The SMAS and the nasolabial fold. *Plast Reconstr Surg* 1992;89:1054.

[3] Pitanguy I, Pamplona D, Weber HI et al. Numerical modeling of facial aging. *Plast Reconstr Surg* 1998;102(1):200–204.

[4] Furnas DW. Festoons, mounds, and bags of the eyelids and cheek. *Clin Plast Surg* 1993;20:367–385.

[5] Gonzalez–Ulloa M, Flores ES. Senility of the face: Basic study to understand its causes and effects. *Plast Reconstr Surg* 1965;36:239–246.

[6] Fitzgerald R, Graivier MH, Kane M et al. Update on facial aging. *Aesthet Surg J* 2010;30:11S–24S.

[7] Valentine K, Li N, Perrett D. Judging a man by the width of his face: The role of facial ratios and dominance in mate choice at speed–dating events. *Psychol Sci* 2014;25:806–811.

[8] Aguilera SB, Tivoli YA, Seastrom SJ. How to make calcium hydroxylapatite injections safer. *J Drugs Dermatol* 2014;13:1015.Video 9.1 Shino Bay HD–Sculpt technique 1.

中面部 1/3
泪沟

Jani Van Loghem

10

目 录

引言

泪沟是需求最多的填充剂适应证之一，但由于该区域的解剖结构，泪沟被认为是一种高难度的适应证，因为 CaHA 的不当（浅层）注射会导致眼睑水肿，而眼睑水肿会影响治疗效果[1]。泪沟从根本上讲是眼轮匝肌固有韧带（ORL）、颧皮韧带（ZCL），以及它们之间的解剖层的解剖结构造成的。眼轮匝肌韧带从眼眶边缘的骨膜开始，在眼轮匝肌的睑板和眶板交界处插入眼轮匝肌。因此，ORL 是一条假的固有韧带，因为它并没有从骨膜延伸到皮肤。ZCL 从上颌骨的骨膜延伸至皮肤插入处，是真正的固有韧带。从内侧看，ZCL 的起源刚好位于上颌韧带的下方，并与上颌韧带平行。从内侧眦角开始，一直延伸到眶下孔的骨面内。在那里，ZCL 的起源拐了一个弯，远离 ORL，横向和水平穿过上颌骨和颧骨，到达麦格雷戈补丁（McGregor's Patch）。

在这些韧带之间，从内侧眼轮匝肌到眶下孔，可见泪槽沟畸形。在皮肤下方，眼轮匝肌上方有一个几乎不存在的皮下脂肪区。眼轮匝肌下方是眼轮匝肌下脂肪（SOOF）区，眼轮匝肌深层是由两片滑动膜构成的滑动空间，也称为颊隔或颌前间隙，颊隔下方是骨膜前脂肪（有时也称为深层 SOOF）、骨膜和骨骼。将 CaHA 注射到颊隔膜浅层（甚至肌肉深层）可能会导致颊水肿[2]。不过，如果注射技术得当，就可以避免水肿。这意味着要在颊隔膜下方的骨膜深层、骨膜前脂肪中注射 CaHA。如果注射到泪沟深层平面，CaHA 是绝佳选择，因为 CaHA 不吸水，因此水肿风险比 HA 填充剂低得多。奥斯卡 - 赫维亚在 2009 年发表的系列病例中对此进行了很好的记录，他对 301 名患者进行了注射，发现只有 2% 的病例出现了一过性水肿[3]。

安全因素

在用锐针注射泪沟时，应注意不要一次注射过量的 CaHA，因为可能会出现产品通过锐针形成的隧道回流的情况[4]。当产品回流到更表层时，就更容易出现睑水肿。Funt 描述了一种既能使用锐针，又能避免睑板腺水肿的良好技术[1]。

65

动脉高风险区由眶下动脉、角动脉及其分支和其下缘动脉弧组成（图10.1）。

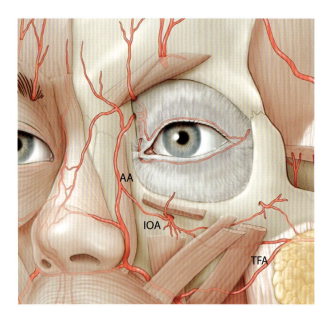

图 10.1 动脉高风险区：眶下动脉、面横动脉、角动脉

泪沟钝针技术

注射位置见 图10.2。

（1）识别并标记颧皮韧带（ZCL）和眼轮匝肌固有韧带（ORL）的皮肤插入点。识别这些韧带的表层插入部位低于骨性起源部位。

（2）在两条韧带之间标出进针点，以便钝针能够到达泪沟的内侧（图10.3）。

（3）消毒，考虑在进针点处进行眶下神经阻滞和局部麻醉。

（4）用23G的针制备进针点。

（5）使用未稀释的 CaHA 或标准稀释 CaHA（每1.5mL CaHA 含 0.3mL 1% 利多卡因和 1∶200000 肾上腺素），以及 25G、38mm 的钝针。

（6）将钝针指向内侧泪沟的方向（图10.4）。

（7）用非惯用手抬起钝针顶端前方的组织，通过阻力将钝针插入骨膜。

（8）在骨膜上，将钝针向内侧滑入两条韧带形成的漏斗中（图10.5）。

（9）在回退时进行少量注射。

（10）塑形并检查。

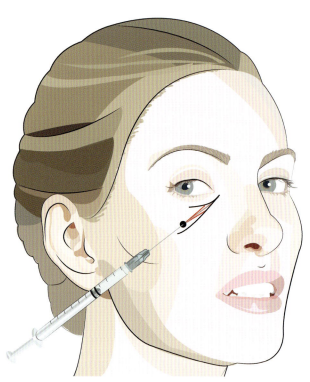

图 10.2 在泪沟注射 CaHA 的示意图。两条黑线分别代表眼轮匝肌固有韧带（ORL）和颧皮韧带（ZCL）。红线表示在两条韧带之间的骨膜水平注射 CaHA

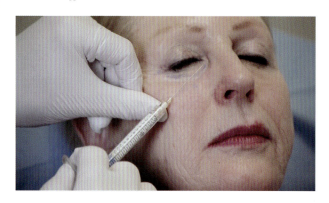

图 10.3 进针点大约位于从眶外侧缘向下的垂直线，检查钝针长度，看是否能到达内侧泪沟

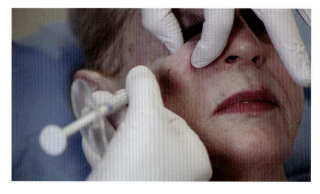

图 10.4 确保钝针方向朝向目标（内侧泪沟），同时抬起钝针前方的皮肤

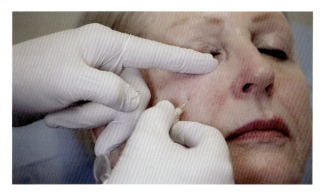

图 10.5 在骨膜周围推进钝针时，将非惯用手的 1 根手指放在眶下缘，以避免将钝针插入眶内间隙

（11）根据需要重新注射和加量注射。

（12）不要过度矫正（图 10.6）。

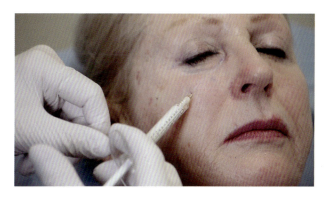

图 10.6 注射等容量的小团块，不要过度矫正

（13）根据需要进行按摩，使之分布均匀。

泪沟锐针技术

注射位置见图 10.7。

（1）识别并标记颧皮韧带（ZCL）、眼轮匝肌固有韧带（ORL）和眶下孔的皮肤插入点。这些韧带的表层插入部位低于骨性起源部位。

（2）消毒，可考虑进行眶下神经阻滞。

（3）使用未稀释的 CaHA 或 CaHA 的标准稀释液（0.3mL 1% 利多卡因与肾上腺素 1：200000/1.5mL CaHA）和随产品提供的 27G 锐针。

（4）抬起面颊，将非惯用手的 1 个手指放在眶下缘，以避免不慎造成眶内注射。

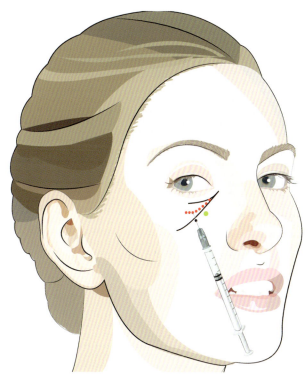

图 10.7 使用锐针在泪沟注射 CaHA 的示意图。两条黑线分别代表眼轮匝肌固有韧带（ORL）和颧皮韧带（ZCL）。红点表示将 CaHA 注射于两条韧带之间的骨膜水平。黑点表示锐针进入皮肤下方插入 ZCL。绿点表示眶下孔的大致位置

（5）使用低于 ZCL 皮肤插入点的进针点（图 10.8、图 10.9）。

（6）针尖斜面向下，与骨表面成 45°，将锐针缓慢推进到骨膜。

（7）轻轻触碰骨膜，连续注射 3 个小团块，每个团块约 0.025mL。小剂量注射可降低睑板腺水肿和血管并发症的风险（图 10.10）。

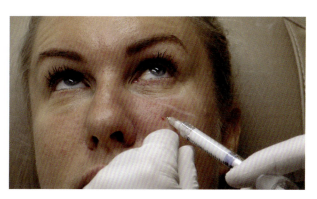

图 10.8 锐针应插入 ZCL 下方，以防止锐针轨迹垂直于皮肤表面（这样会加重水肿）

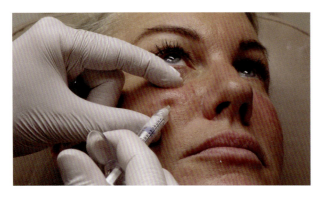

视频 10.1
钝针技术

视频 10.2
锐针技术

图 10.9　用非惯用手将手指放在眶下缘，会使注射更安全

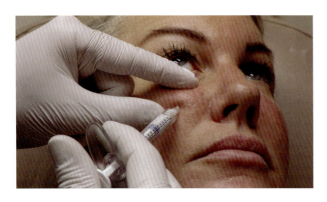

图 10.10　在骨膜上注射等容量的小团块

（8）拔出锐针，将锐针重新插入更内侧的位置，然后重复操作一次。

（9）不要过度矫正。

（10）根据需要进行按摩，使之分布均匀。

另见图 10.11 和视频 10.1、视频 10.2。

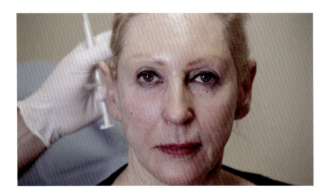

图 10.11　在泪沟注射 CaHA。右侧为直接治疗后，左侧为治疗前

术后护理

必要时，可对该区域进行按摩，使产品均匀分布。采用向上塑形技术时，可将产品向内侧推进。肿胀可能会不均匀，1~2 天后就会消退。

附加治疗，以获得最佳效果

在治疗泪沟之前，可以考虑填充面颊，因为向面颊深层注射 CaHA 或其他填充剂通常会改善泪沟。为使眶下区域的矫正更自然、更均匀，也可对睑颊沟进行治疗。

由于泪沟处的皮肤比颧皮韧带下方的皮肤薄得多，泪沟的颜色通常比其下方的皮肤深，这是因为薄皮肤的透明度高，透过它可以看到带蓝色的血管。为了改善皮肤厚度，从而减轻深色，可以考虑采用化学焕肤或其他刺激真皮胶原蛋白的治疗方法。

参考文献

[1] Funt DK. Avoiding malar edema during midface/cheek augmentation with dermal fillers. *J Clin Aesthet Dermatol* 2011;4(12):32–36.

[2] Funt DK, and Pavicic T. Dermal fillers in aesthetics: An overview of adverse events and treatment approaches. *Clin Cosmet Investig Dermatol* 2013;6:295–316.

[3] Van Loghem JAJ et al. Cannula versus sharp needle for placement of soft tissue fillers: An observational cadaver study. *Aesthet Surg J.* 2017;38(1):73–88.

[4] Hevia O. A retrospective review of calcium hydroxylapatite for correction of volume loss in the infraorbital region. *Dermatol Surg* 2009 Oct;35(10):1487–1494.

中面部 1/3
睑颊沟

Jani Van Loghem

11

引言

　　睑颊沟又称为睑颊交界，位于眶下区域的外侧。由于睑颊沟的矫正可以掩盖衰老的迹象，因此它是一种具有非常明显的年轻化能力的适应证。在衰老过程中，由于骨质吸收，眼眶下外侧的增宽最为明显[1]。因此，起源于眼眶边缘的眼轮匝肌固有韧带（ORL）在衰老过程中会被向内和向内外侧牵拉。眼轮匝肌韧带从源头向下延伸，插入与皮肤相连的眼轮匝肌。在眼轮匝肌下方注射填充剂可将眼轮匝肌推向更水平的方向，从而减少眼轮匝肌插入处形成的凹槽。治疗睑颊沟可以减少骨吸收的表现，因此可以减小视觉年龄。治疗该区域的另一个优势是对眼眶倾斜的影响；通过在眼眶下外侧边缘的骨膜上注射 CaHA，可以观察到非手术眼眶调节。

安全考虑

　　用锐针注射睑颊沟时，应注意不要一次注射过量产品，因为预计会有产品通过锐针形成的隧道回流，并可能积聚在眼轮匝肌下外侧脂肪区（SOOF）[2]。当产品回流到更表层时，更有可能发生水肿或产品在密闭空间（SOOF）中堆积的情况。Funt 描述了一种既能使用锐针，又能避免睑板腺水肿的良好技术[3]。

　　颞面动脉、睑外侧动脉、面横动脉及其分支，以及下缘动脉弧分支代表了动脉高风险区（图 11.1）。

睑颊沟钝针技术 1

　　注射位置见图 11.2。

　　（1）确定并标记眼轮匝肌固有韧带（ORL）的皮肤插入处，并标记眶下缘。应注意该韧带的浅层

69

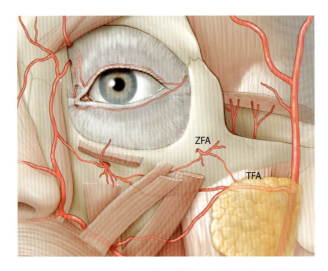

图 11.1　动脉高风险区：颧面动脉，面横动脉

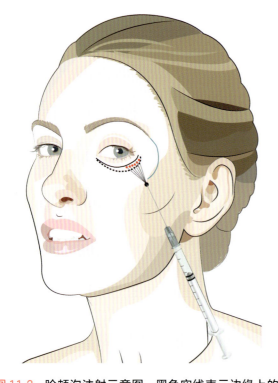

图 11.2　睑颊沟注射示意图。黑色实线表示边缘上的眼轮匝肌固有韧带（ORL）的起源；黑色虚线表示浅层插入点；红线表示将 CaHA 产品注射到 ORL 下方的骨膜水平。进针点位于眼轮匝肌皮肤插入点（蓝线）的外侧

插入部位低于骨性起源部位。

（2）在眼轮匝肌皮肤插入处外侧标记进针点，以便钝针能够到达睑颊沟（图 11.3）。

（3）消毒。考虑在进针点处进行颧面神经阻滞和局部麻醉。

（4）用 23G 的针制备 1 个进针孔。

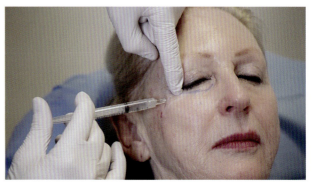

图 11.3　在骨膜水平注射局部麻醉剂可减轻不适感，并在目标区域创造空间（水切割）

（5）使用未稀释的 CaHA 或标准稀释 CaHA（每 1.5mL CaHA 含 0.3mL 1% 利多卡因和 1 : 200000 肾上腺素），以及 25G、38mm 的钝针。

（6）将钝针指向睑颊沟方向（图 11.4）。

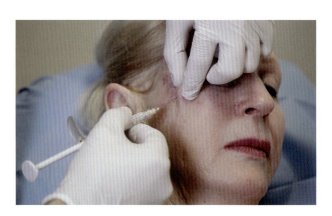

图 11.4　确保钝针方向朝向目标（腕掌沟），同时抬起钝针前方的皮肤

（7）用非惯用手抬起套管顶端前方的组织，通过骨膜阻力操作钝针。需要注意骨的凸度以及穿刺 ORL 和损伤眼球的风险。

（8）在骨膜上，用非惯用手在眶下缘引导钝针，然后将钝针直接滑向骨膜上的 ORL 起源（图 11.5）。

（9）在眶下缘注射少量等量填充剂（每次 0.025 ~ 0.05mL）。

（10）部分回退钝针，重新回到前一个团块旁边，再注入一小团块。

（11）不要过度矫正（图 11.6）。

（12）必要时，可通过手动按摩使其分布均匀。

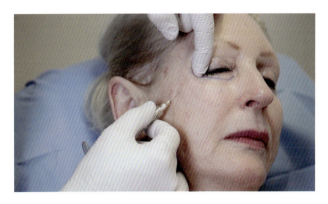

图 11.5　用非惯用手的手指避免钝针推进过远（进入轨道内）

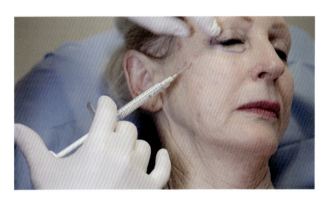

图 11.6　注射等量小团块，不要过度矫正

睑颊沟钝针技术 2

注射位置见 图 11.7。

（1）确定并标记眼轮匝肌固有韧带（ORL）的皮肤插入处，并标记眼眶下缘。应显示该韧带的浅层插入部位低于骨性起源部位。

（2）在眼轮匝肌皮肤插入处外侧标记进针点，以便钝针能够到达睑颊沟，而不会直接指向眼球（图 11.8）。

（3）消毒。考虑在进针口处进行颧面神经阻滞和局部麻醉。

（4）用 23G 的针制备 1 个进针孔。

（5）使用未稀释的 CaHA 或标准稀释 CaHA（每1.5mL CaHA 含 0.3mL 1% 利多卡因和 1∶200000 肾上腺素），以及 25G、38mm 的钝针。

（6）将钝针指向睑颊沟方向（图 11.9）。

（7）用非惯用手抬起钝针顶端前方的组织，通过骨膜的阻力操作钝针。由于眶外侧增厚是一个坚

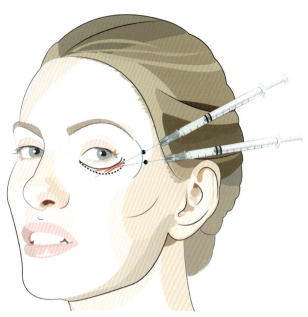

图 11.7　睑颊沟注射示意图。黑色实线表示边缘上的眼轮匝肌固有韧带（ORL）的起源；黑色虚线表示浅层插入；红线表示将 CaHA 产品注射到 ORL 下方的骨膜水平。进针点位于眼轮匝肌皮肤插入（蓝线）的外侧

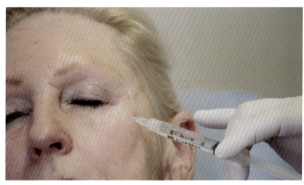

图 11.8　在骨膜上进行局部麻醉，以保证患者舒适并进行液态分离

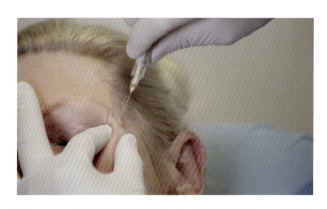

图 11.9　确保钝针方向朝向目标（内侧泪沟），同时抬起钝针前方的皮肤

固的结构，从高点进针可能会比较困难，因为需要一定的力量才能通过这一韧带结构。

（8）在骨膜上，用放在边缘上的无名指引导钝针，并在眶下缘正下方向内侧滑动钝针（图11.10）。

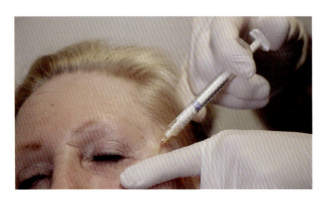

图 11.10 用位于钝针下方的非惯用手手指保持一定的压力，可以改善产品在 ORL 附近的定位

（9）退回时注入少量材料（0.1～0.2mL 即可）。

（10）如有必要，从第 2 个进针点重复上述操作步骤，并根据需要注射更多材料。

（11）不要过度矫正。

（12）根据需要进行人工按摩，使之分布均匀。

睑颊沟锐针技术

注射位置见图 11.11。

（1）识别并标记眼轮匝肌固有韧带（ORL）、眼轮匝肌缘和颧面孔的皮肤插入点。认识到这些韧带的表层插入部位低于骨性起源部位。

（2）标记该区域（图 11.12）。

（3）消毒。考虑进行颧面神经阻滞。

（4）使用未稀释的 CaHA 或 CaHA 的标准稀释液（0.3mL 1% 利多卡因与肾上腺素 1∶200000/1.5mL CaHA）和随产品提供的 27G 锐针。

（5）抬起脸颊，将非惯用手的 1 根手指放在眶下缘，以避免操作不当造成眶内注射（图 11.11）。

（6）皮肤进针点应在睑颊沟下约 1cm 处。

（7）针尖斜面向下，与骨表面成 45°，将锐针缓慢推进到骨膜。

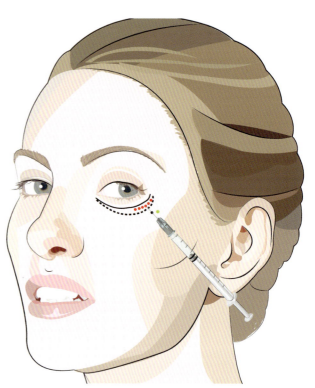

图 11.11 使用锐针在睑板沟注射 CaHA 的示意图。黑色实线表示边缘上的眼轮匝肌固有韧带（ORL）的起源，黑色虚线表示浅层插入；红点表示将 CaHA 产品注射于 ORL 下方的骨膜水平，进入点与骨膜约成 45°；绿点表示颧面孔的大致位置

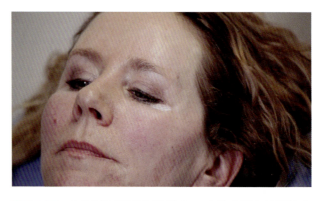

图 11.12 在眼轮匝肌固有韧带 (ORL) 肌肉插入位置的皮肤凹陷处触诊并标记眶下缘外侧

（8）轻柔地穿过韧带接触骨膜，注射一系列的等量注射液，每次注射量为 0.025～0.05mL。

（9）如有必要，拔出锐针，重新将锐针插入更内侧的位置，然后重复操作一次。

（10）不要过度矫正（图 11.13）。

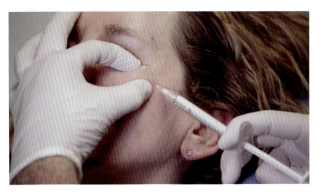

图 11.13 注射等量的小团块，不要过度矫正

（11）根据需要进行按摩，使其分布均匀。另请参阅图 11.14 和视频 11.1～视频 11.3。

视频 11.1
钝针技术 1

视频 11.2
钝针技术 2

视频 11.3
锐针技术

术后护理

必要时，可对该区域进行按摩，使产品均匀分布。采用向上塑形技术时，可将产品向颧骨方向推进。水肿可能会不均匀，1～2 天后就会消退。

附加治疗，以获得最佳效果

在处理睑颊沟问题之前，应考虑填充颊部，因为在颊侧深层注射 CaHA 或其他填充剂可能会加重睑颊沟问题。为了更自然、更均匀地矫正眶下区，泪沟也可进行治疗。

结果

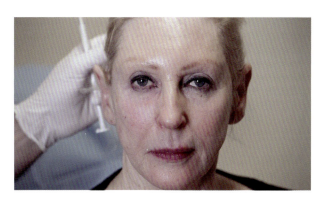

图 11.14 一侧（右侧）治疗的即时效果。眼轮匝肌倾斜得到改善，此处还对泪沟进行了治疗

参考文献

[1] Funt DK. Avoiding malar edema during midface/cheek augmentation with dermal fillers. *J Clin Aesthet Dermatol* 2011;4(12):32–36.

[2] Van Loghem JAJ et al. Cannula versus sharp needle for placement of soft tissue fillers: An observational cadaver study. *Aesthet Surg J* 2016;38:1–16. SJW220.

[3] Shaw RB et al. Aging of the Facial Skeleton: Aesthetic Implications and Rejuvenation Strategies. *Plast Reconstr Surg* 2011;127:374.

中面部 1/3
鼻唇沟

Jani Van Loghem

（图 12.1）。

引言

　　鼻唇沟可能是临床需求最多的填充适应证，也往往是新型填充剂注射者的首选适应证。鼻唇沟位于鼻唇沟脂肪区的内侧边界，从鼻唇沟的最深处向外侧一直延伸到口角外侧。在鼻唇沟处有不同的面部肌肉插入皮肤，使其不仅是静态纹，还具有动态成分。衰老过程会导致脸颊软组织下垂，而鼻唇沟是鼻唇沟浅层脂肪区在下垂过程中停滞的位置，导致其越过肌肉插入皮肤。上颌骨的骨吸收增加了鼻唇沟上部的加深，真皮胶原蛋白的流失增加了鼻唇沟的严重程度，皮下容量的流失增加了鼻唇沟本身的加重 [1]。

安全因素

　　用锐针注射鼻唇沟时，应注意不要注射得太靠外侧，因为面部动脉通常就在皮下褶皱的外侧。在褶皱的顶部，靠近鼻唇沟的位置，建议进行深层注射，因为从表面上看，鼻外侧动脉是一个危险区域

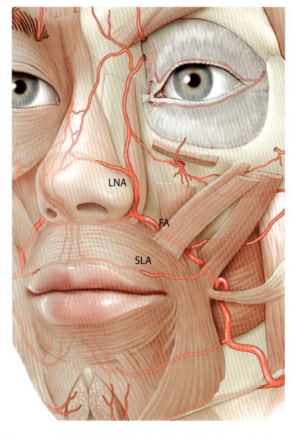

图 12.1　动脉高风险区：面动脉，鼻外侧动脉、唇上动脉

鼻唇沟钝针技术

注射位置见**图 12.2**。

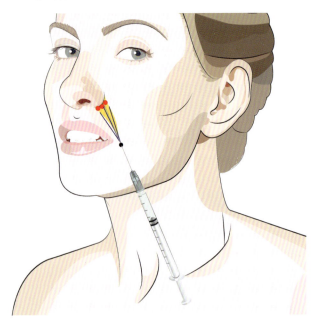

图 12.2 使用钝针在鼻唇沟注射 CaHA 的示意图。黄色区域表示鼻唇沟；红点表示在梨状窝的深层进行骨膜注射；蓝线表示在鼻唇沟脂肪区内侧逆行线状注射 CaHA

（1）识别并标记鼻唇沟。

（2）在褶皱的最低处标记进针点，以便钝针可以到达褶皱的顶部（**图 12.3**）。

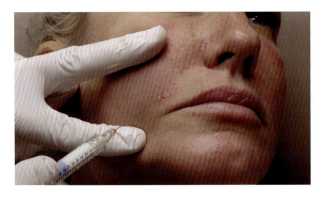

图 12.3 拉伸皮肤以打开进针孔

（3）消毒。考虑在进针点处进行局部麻醉。

（4）用 23G 的针制备进针孔。

（5）使用未稀释的 CaHA 或标准稀释 CaHA（每

1.5mL CaHA 含 0.3mL 1% 利多卡因和 1 : 200000 肾上腺素），以及 25G、38mm 或 50mm 钝针。

（6）将钝针指向鼻唇沟方向。确保钝针位于鼻唇沟脂肪区的内侧。

（7）确保钝针位于皮肤下方、褶皱内侧或褶皱中，但切勿注射到鼻唇沟脂肪区褶皱外侧。

（8）缓慢且小心地将钝针推进到褶皱顶部。如果遇到阻力，不要强行通过钝针，而是旋转注射器，让钝针尖端找到阻力最小的路径，穿过危险区（**图 12.4**）。

（9）在褶皱内侧注射多条逆行线条，每条逆行线最多注射 0.1mL。

（10）在不退出的情况下，将钝针退回进针口处。

（11）用非注射手抬起钝针前方的皮肤，将钝针穿过 SMAS 到达梨状窝外侧缘的上颌骨骨膜处（**图 12.5**）。

（12）在骨膜上，钝针尖端会遇到梨状窝粘连的阻力。

（13）不要强行将钝针穿过粘连，而是将阻力

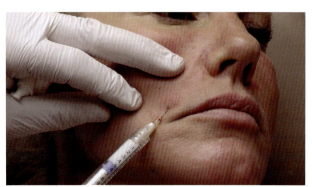

图 12.4 皮下注射

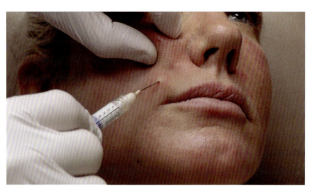

图 12.5 提拉组织以便于深层注射

作为已到达理想注射位置的标志。

（14）缓慢注射约 0.1mL（图 12.6）

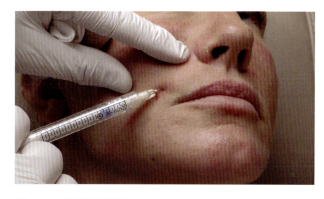

图 12.6　深层骨膜注射

（15）退回钝针，进行评估，必要时重新钝针注射额外的 CaHA。

（16）不要过度矫正。

（17）根据需要进行按摩，使之分布均匀。

鼻唇沟锐针技术

注射位置见图 12.7。

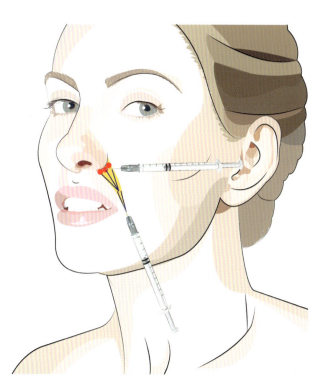

图 12.7　使用锐针在鼻唇沟注射 CaHA 的示意图。根据锐针的长度，可以注射 2～3 个扇形

（1）使用未稀释的 CaHA 或标准稀释 CaHA（每 1.5mL CaHA 含 0.3mL 1% 利多卡因和 1：200000 肾上腺素），以及 27G 或 28G 的锐针（如随包装提供的锐针）。

（2）通过捏皮肤来识别褶皱。

（3）从靠近口腔交界处的鼻唇沟下端开始注射。

（4）以大约 45° 的角度进针，直至针尖到达真皮与皮下交界处。

（5）调整锐针方向，使其与皮肤平行。

（6）沿褶皱向骨面推进锐针。

（7）确保在逆行注射时，切勿将产品注射到褶皱的外侧（图 12.8）。

（8）注射 2～3 根逆行线条，每根 0.05mL。

（9）将锐针从皮肤上拔出。

（10）重复这些扇形注射并向骨面移动，并保证在少量注射的同时始终移动锐针（图 12.9）。

（11）拔出锐针，从褶皱的顶部垂直于皮肤向

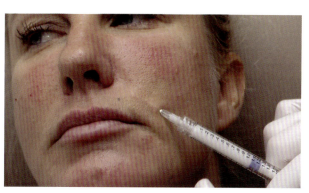

图 12.8　注射深度为真皮深层 – 皮下。锐针的灰色不应透过皮肤，以避免出现材料透光可见的情况

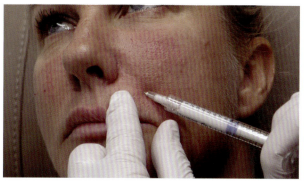

图 12.9　在靠近鼻唇沟处，由于此处褶皱较宽，可向内侧注射更多的逆行线条

上颌骨骨膜方向重新移动。

（12）注射 0.05 ~ 0.1mL 的小团块，针尖接触上颌骨（图 12.10）。

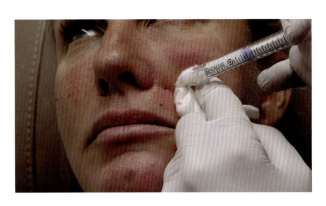

图 12.10　轻触骨膜可减轻不适感

（13）如果感觉注射针穿过上颌骨，则可能在梨状窝内。将锐针回退并重新与骨膜接触。

（14）始终使用团块技术缓慢注射。另请参阅视频 12.1 和视频 12.2。

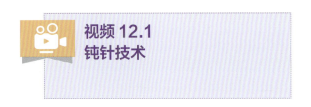

**视频 12.1
钝针技术**

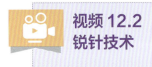

**视频 12.2
锐针技术**

术后护理

必要时，可以手动按摩该区域，使产品均匀分布。将 1 根手指放在口腔内，拇指放在皮肤上，很容易就能使产品分布均匀。肿胀可能会不均匀，1 ~ 2 天后就会消退。

附加治疗，以获得最佳效果

在治疗鼻唇沟之前，可以考虑填充面颊，因为向面颊深层注射 CaHA 或其他填充剂通常会改善鼻唇沟。

参考文献

[1] RB Shaw et al. Aging of the facial skeleton: Aesthetic implications and rejuvenation strategies. *Plast Reconstr Surg* 2011;127:374.

中面部 1/3
隆鼻

Steven Dayan，Thuy-van Tina Ho，and Jani Van Loghem

13

目 录

引言

Steven Dayan、Thuy-van Tina Ho

　　鼻子是面部的一个重要元素，对男性的魅力起着重要作用。虽然隆鼻的价值显而易见，但有报道称注射填充剂隆鼻后会出现严重不良事件（SAE），如血管内注射继发皮肤坏死和失明[1]。CaHA可用于改善鼻形，方法是将其注射到鼻背的SMAS下平面，低于通常与这些SAE相关的血管水平（图13.1和图13.2）[2]。鼻额角、鼻唇角、唇上区域，以及鼻背不整齐的区域通常都会通过注射填充剂来改善鼻部外观（图13.3）。

　　理想的注射工具是22G或更粗的非创伤性钝针，以减少鼻背动脉及其分支的动脉内注射的概率。与锐针注射相比，钝针还能更精确地将产品注射到解剖层上[3]。使用1%或2%不含肾上腺素化利多卡因从多个进针点进行提前渗透和分离，可以进一步降低血管内注射的风险。为了更好地控制CaHA的精确注射量，可使用双通管将原始注射器中的内容物转移到一次性1mL鲁

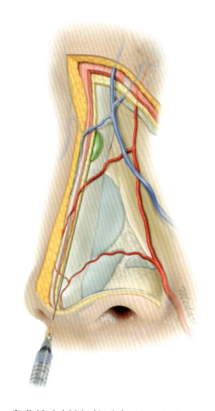

图13.1　**鼻背填充材料（绿色）的最安全注射平面：鼻中线的SMAS下** (With kind permission from Kwan-Hyun Youn from Kim H-J et al., *Clinical Anatomy of the Face for Filler and Botulinum Toxin Injection*, Springer Science+Business Media Singapore 2016.)

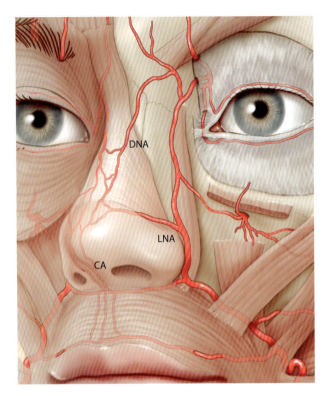

图13.2 动脉高风险区（位于皮下）：侧鼻动脉、鼻背动脉和鼻小柱动脉

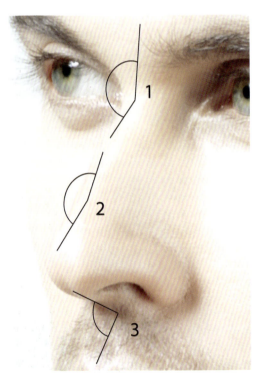

图13.3 注射填充剂的目标鼻部区域

1. 鼻额角（最好为115°~135°）
2. 鼻上转折
3. 鼻唇角（男性最好为90°~95°，女性最好为95°~110°）

尔锁注射器中。考虑到CaHA的塑形能力是填充鼻子的一个重要因素，因此可以使用原始浓度产品，而无须预先混合利多卡因。这种填充剂可降低出现"阿凡达鼻"畸形的风险，因为黏度较低的产品会移位到鼻子的外侧。

男性鼻填充，钝针技术（四点钝针技术）

Steven Dayan

注射位置见图13.4。

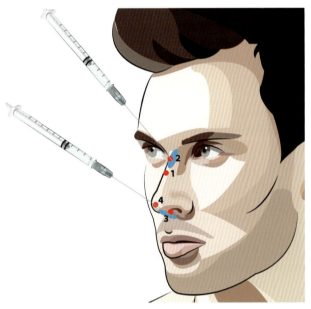

图13.4 男性患者鼻额角和鼻唇角产品注射示意图。红点表示非创伤性钝针的进针点；蓝色区域为CaHA的注射点

（1）在中线的背侧驼峰处做标记，用20G锐针（图13.4中的1点）制备进针孔。

（2）将连接有1%利多卡因注射器的钝针插入插孔部位，穿过SMAS向骨膜方向推进。注射量约为0.3mL，对平面进行水分离，为注射CaHA创造空间（图13.5）。

（3）用20G锐针在鼻额角创建第2个进针孔（图13.4中的2点）。

（4）将钝针垂直于皮肤向骨膜方向推进，并在

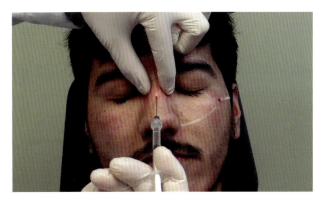

图 13.5　将钝针插入鼻背驼峰，然后在 SMAS 下平面进行利多卡因预浸润

钝针尖端接触骨膜的情况下浸润注射约 0.2mL 1% 利多卡因。用非惯用手的拇指和食指对鼻根两侧施加压力，以防止材料向侧面扩散（图 13.6）。

（5）用 20G 锐针在鼻小柱底部（图 13.4 中的 3 点）创建第 3 个进针孔位置。

（6）将钝针深入鼻小柱底部，注入约 0.2mL 1% 利多卡因，在组织中形成一个空间（图 13.7）。

（7）用 20G 锐针在鼻尖创建第 4 个进针孔（图

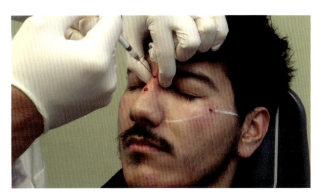

图 13.6　鼻额角的第 2 个进针孔，利多卡因预浸润

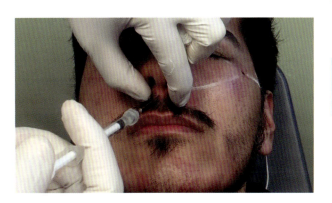

图 13.7　鼻小柱底部的第 3 个进针孔，利多卡因预浸润

13.4 中的 4 点）。

（8）将注射器从含利多卡因溶液的改为预灌装了产品的，在 1mL 一次性注射器中注入未稀释的 CaHA，以获得最大黏度，从而提高可预见性。

（9）通过鼻尖端口部位插入钝针，并将其向下推进至鼻小柱基部，然后从鼻小柱基部向鼻尖逆行注射（图 13.8）。这种方法可以改善鼻唇角。

（10）通过鼻额角的端口部位插入钝针。钝针尖端接触骨膜，注入 0.2～0.3mL CaHA，直到鼻额角得到满意的矫正（图 13.9）。

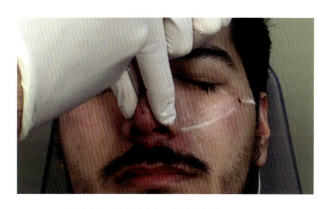

图 13.8　鼻尖第 4 个进针孔，逆行注射 CaHA

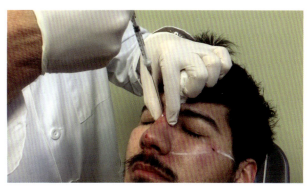

图 13.9　在鼻额角注射 CaHA，钝针尖端与骨膜接触

鼻填充，钝针技术（单点钝针技术）

Jani Van Loghem

注射位置见图 13.10。

（1）标记睫毛上水平线，确定要填充的鼻额

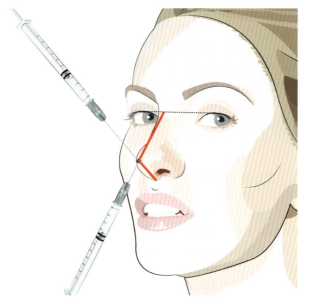

图 13.10　在骨膜或软骨周围水平使用钝针隆鼻的示意图。红线表示在中线注射 CaHA；虚线表示睫毛水平线（鼻额角的理想水平位置）

角、唇上角和鼻唇角区域。这种技术可用于鼻背驼峰极小或没有驼峰的患者。

（2）在使用 23G 注射针进行预孔之前，考虑对鼻尖进行麻醉。

（3）使用未稀释的 CaHA 和 25G、38mm 钝针。

（4）导入钝针，穿过 SMAS 到达鼻尖软骨周围（图 13.11）。

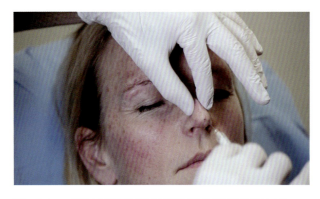

图 13.11　使用非惯用手将钝针推进到 SMAS 下水平

（5）用非惯用手继续抬起皮肤，以便将钝针顺利推进到鼻骨软骨周围和骨膜上方。

（6）操作钝针穿过前额肌的起点，确保钝针位于鼻额角的骨膜周围。

（7）将非惯用手的拇指和食指放在滑车上凹口

的位置，按压骨头，以暂时减少血流（图 13.12）。

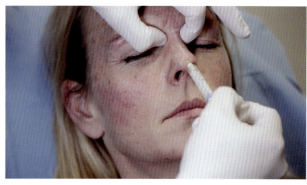

图 13.12　用拇指和食指施压，减少滑车上动脉的血流量

（8）注射少量 CaHA（作者建议每次注射 0.025mL 或逆行注射，以尽量减少失明风险）。

（9）回缩至鼻尖上转角，并在 SMAS 下水平注射更多 CaHA。

（10）检查形状（图 13.13）。必要时重复此操作步骤。

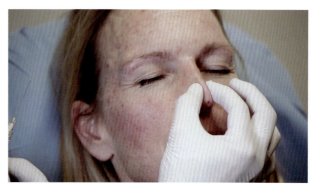

图 13.13　注射结束后，将产品塑形成需要的形状

（11）现在将钝针向下移位到鼻唇角。

（12）在 SMAS 下方推进到底部。

（13）注射少量 CaHA（作者建议 0.025mL，以降低风险）。另请参阅图 13.14、视频 13.1 和视频 13.2。

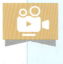
视频 13.1
隆鼻，四点钝针技术
（Steven Dayan 博士）

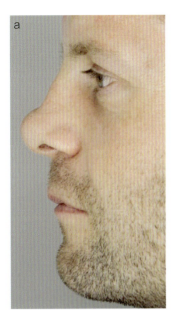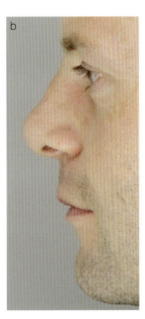

图 13.14　患者鼻背使用 0.3mL CaHA 治疗前（a）和治疗后（b），治疗后鼻背轮廓更加理想

视频 13.2
隆鼻，一点钝针技术

术后护理

术后护理注射后，鼻子可能会出现短暂的肿胀

或瘀伤。应告知患者，任何肿胀或瘀伤可能都会持续 3 天，但都是暂时性的。治疗后当晚可使用冰袋帮助减轻肿胀和瘀伤。至少 2 周内，患者不应佩戴任何可能压在治疗部位（如鼻额角）的眼镜。建议患者在治疗后 2h 内不要用不干净的手指触摸任何注射部位。

附加治疗，以获最佳效果

鼻翼部位经常出现的皮肤问题，如明显的毛孔、血管和色斑，可以通过其他治疗方式来解决，包括化学焕肤、激光和微晶磨皮。

参考文献

[1] Van Loghem JAJ et al. Cannula versus sharp needle for placement of soft tissue fillers: An observational cadaver study. *Aesthet Sur J* 2016;38:1–16. SJW220.

[2] Delorenzi C. Complications of Injectable Fillers, Part 2: Vascular Complications. *Aesthet Surg J* 2014;34:584.

[3] Amsellem JP, and Cohen D. La rhinomodulation angulaire RMA. *AFMEAA magazine* 2009;1:14–16.

[4] Kim H–J et al., *Clinical Anatomy of the Face for Filler and Botulinum Toxin Injection,* Springer Science+Business Media, Singapore, 2016.

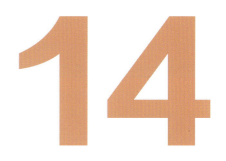

中面部 1/3
耳前皱纹

Jani Van Loghem

耳前皱纹在衰老过程中发生，是由于组织容量减少、皮肤松弛以及下颌骨前移对颌前皮肤韧带的牵拉造成的[1]。耳前皱纹的理想矫正方法是关注所有与年龄相关的解剖学变化，因此应包含恢复容量和皮肤年轻化。危险区是颈外动脉和腮腺（均位于颞下颌关节下）。因此，安全有效的注射层次是皮下和真皮层[2]。理论上，下颌骨的骨吸收问题也应得到解决。实际上，这并非总是必要的。在下颌骨（骨膜平面）注射 CaHA 的问题将在"填充"一章中详细讨论。

耳前皱纹，多层次技术

注射位置见图 14.1。

（1）在待治疗区域做标记并消毒。

（2）用 23G 注射针在下颌角处打 1 个进针孔。

（3）使用未稀释或正常稀释的 CaHA 和 25G、38mm 或 50mm 的钝针进行皮下注射。

（4）将钝针穿过皮肤推进皮下脂肪层（颞颊外侧脂肪区）（图 14.2）。

（5）以退行性扇形技术注射多条退行性线，直到达到满意的矫正效果。

（6）根据需要进行塑形。

（7）确定是否有必要进行皮内注射（皮肤较

薄，皮下注射后皱纹仍清晰可见）。

（8）使用超稀释的 CaHA（1.5mL CaHA 加 0.5 ~ 1.5mL 利多卡因）和锐针（28G 或 27G)1.9mm（图 14.3）。

（9）直接针对皱纹（皮肤薄弱点）进行皮下

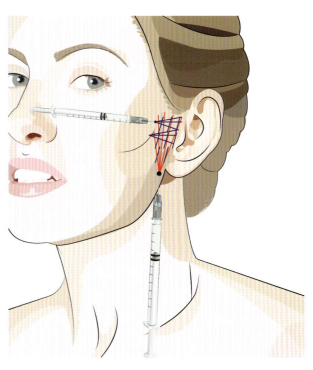

图 14.1　耳前皱纹治疗示意图。红色表示皮下注入正常稀释的 CaHA；蓝色表示皮内锐针逆行注射超稀释 CaHA

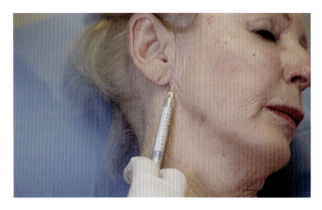

图 14.2　钝针在皮下平面进行塑形

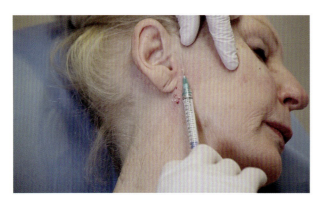

图 14.3　在真皮深层进行锐针除皱填充

注射。

　　（10）在皮内从内侧向外侧注射扇形十字针（图 14.4）。

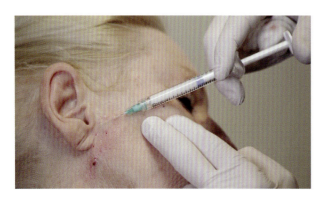

图 14.4　锐针在皮内行线状注射

　　另见视频 14.1。

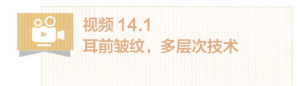

视频 14.1
耳前皱纹，多层次技术

术后护理

　　注射后，治疗部位会出现短暂肿胀。肿胀可能是不均匀的，因此应告知患者，任何肿胀都是预料之中的，都是暂时性的，但可持续长达 3 天。皮肤较薄的患者使用锐针治疗耳前皱纹时，很容易出现瘀青。在这种情况下，建议使用防晒霜。

附加治疗，以获得最佳效果

　　由于皮肤是这一适应证的主要关注点，因此有许多改善皮肤的方法，如 TCA 焕肤、苯酚焕肤、CO_2 激光、IPL 等。

参考文献

[1] Shaw RB et al. Aging of the facial skeleton:Aesthetic implications and rejuvenation strategies. *Plast Reconstr Surg* 2011;127:374.
[2] Loghem JV et al. Calcium hydroxylapatite – over a decade of clinical experience. *J Clin Aesthet Dermatol* 2015;8(1):38–49.

中面部 1/3
风琴纹

Jani Van Loghem

15

引言

在鼻唇沟和木偶纹的外侧，可以看到脸颊上的"风琴纹"。这些纹路是脸颊在衰老过程中下垂，再加上皮肤松弛的直接结果。因此，针对这一适应证的理想治疗方法包括提升技术，将面颊重新定位到原来的解剖位置。面颊提升术将在"中面部 1/3 面颊"一章中详细讨论。在本章中，我们只关注皱纹本身。

安全考虑

用锐针注射风琴纹时，应注意不要注射过深，因为面部动脉紧贴鼻唇沟外侧皮下的皮肤（图 15.1）。

风琴纹锐针技术

注射位置见图 15.2。

（1）检查并标记垂直皱纹的位置。

（2）使用超稀释的 CaHA（1.5mL CaHA/0.5 ~ 1.5mL 利多卡因）和 28G 锐针。

（3）在最明显的皱纹处小心地在皮内进行逆行线状注射。确保产品注射位置不要太浅（针的灰色部分不能透过皮肤被看到）（图 15.3）。

（4）将锐针垂直于皱纹，以退行性扇形技术在真皮与皮下交界处注射多根退行性线条（图 15.4）。

（5）根据需要进行人工按摩，使其分布均匀。另请参阅图 15.5 和视频 15.1。

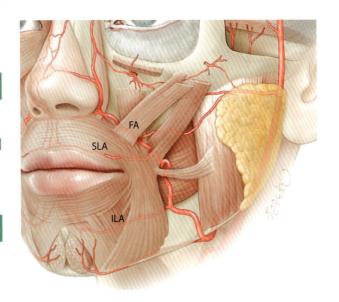

图 15.1　动脉高风险区：面动脉、唇上动脉、唇下动脉

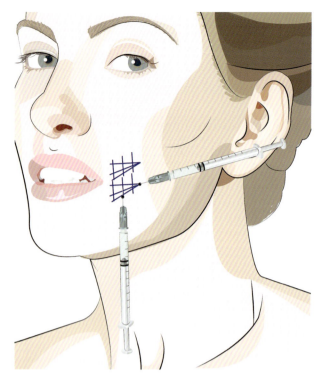

图 15.2　风琴线治疗示意图。垂直线表示直接进行逆行皮内皱纹矫正。水平扇形表示真皮与皮下交界处的皮肤质地改善

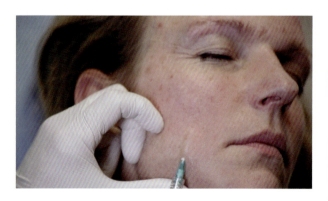

图 15.3　皮内皱纹矫正

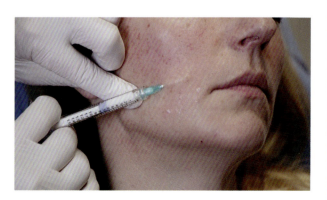

图 15.4　嫩肤治疗

**视频 15.1
锐针技术**

术后护理

必要时，可以用手按摩该区域，使产品均匀分布。一根手指放在口内，另一根手指放在嘴外。水肿可能会不均匀，但 1 ~ 2 天后应该会消退，使用锐针时可能会有瘀青。

附加治疗，以获得最佳效果

在处理风琴纹之前，应考虑进行提升治疗（参见"中面部 1/3　面颊"一章）。此外，为了帮助改善和收紧真皮层，还可以考虑激光和焕肤。皮内注射软性透明质酸可能是进一步改善效果的不错选择。

疗效

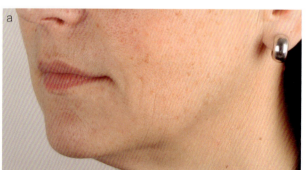

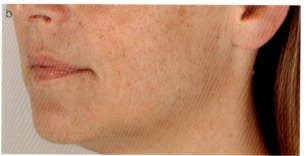

图 15.5　患者治疗前（a）和治疗后（b）2 个月的案例

下面部 1/3
下颌前沟和木偶纹

Nabila Azib

目 录

引言

下颌前沟（PJS）和木偶纹（ML）的形成是由于骨吸收、组织萎缩和固定皱褶周围软组织下垂造成的 [1-2]。下颌正前方区域的渐进性结构变化最初被称为"颌下腺沟"，后被称为"下颌前沟"。

Mittleman 提出了"前颌沟" [3-4]。

下颌角填充术可通过修饰下颌角边界来伪装下颌角，并为该区域和嘴角提供支撑。CaHA 似乎是面部下部塑形和刺激皮肤新生的首选填充剂。

解剖学

降口角肌、降下唇肌和颏肌都与口轮匝肌表面相连；在其下方降口角肌（DAO）则与颈阔肌相连（图 16.1）。

下颌韧带仍然是固定点，其深层在骨骼的插入点和皮肤插入点限制了下颌角的前移。

下颌韧带沿着下颌骨分布，是上脂肪区和下脂肪区之间的界限。

解剖学高风险区

需要注意的部位是颏动静脉和颏神经。颏孔位于第一前磨牙下方的瞳孔中线上。面动脉位于 DAO 的后缘 [5]（图 16.2）。

评估和治疗计划

应从正面和侧面对静态和动态位置进行全面评估。应从上至下进行注射，以获得更好的提升效果。面颊注射可减轻下颌角下垂。这样，下颌前区所需的填充剂就会减少，以获得自然的效果。

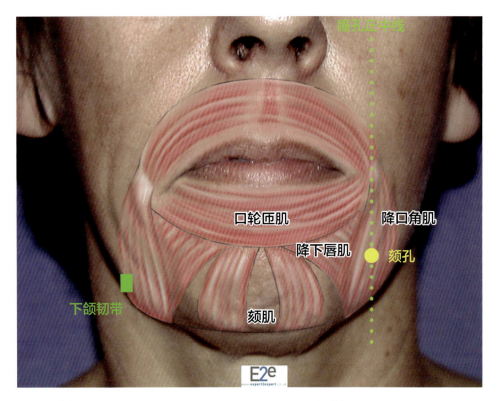

图 16.1　下颌解剖图（由 Expert 2 Expert. www.expert2expert.co.uk 提供）

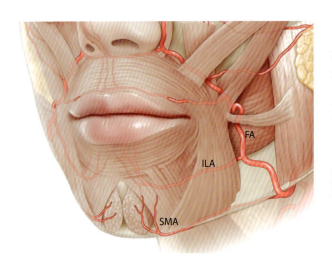

图 16.2　动脉高风险区：面动脉、下唇动脉、下颌动脉、颏动脉（MA 未显示）

随着年龄的增长，PJS 会逐渐加深，我们会发现在下颏中央上颏有一个三角形的"凹陷"（**图 16.3**）。

标记和拍照

首先，应在患者坐直的情况下标记治疗区域，以考虑重力效应。

下颌前区容量的缺失表现为一个三角形，下颌边界为下底。通过向前方推挤下颌角，可以精确地确定三角形的后边界。下颌角的前限与下颌韧带的皮肤插入处相对应，三角区的顶点可延伸至口角，可在标记前后拍摄治疗前照片。

下颌前沟钝针技术

Nabila Azib and Jani Van Loghem

注射位置见 **图 16.4**。

（1）识别并标记 PJS，沿着牵引线创建一个延伸至口腔交界处的三角形。

（2）在侧门齿处标记进入点（**图 16.5**）。

（3）消毒。考虑在入口处进行局部麻醉。

（4）用 23G 注射针开一个进针孔。

（5）使用未稀释的 CaHA 或标准稀释 CaHA（每 1.5mL CaHA 含 0.3mL 1% 利多卡因和 1∶200000 肾上腺素），以及 25G、38mm 或 50mm 钝针。

（6）将钝针指向口角方向。

（7）确保在整个治疗过程中，没有任何填充剂

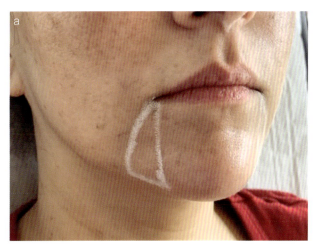

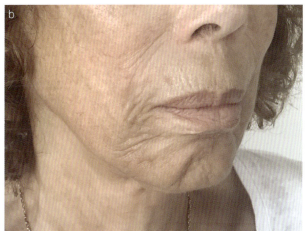

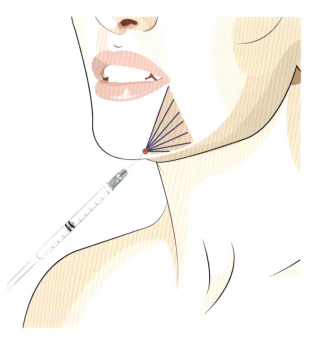

图 16.4　PJS 钝针技术示意图。蓝线表示 CaHA 的皮下注射

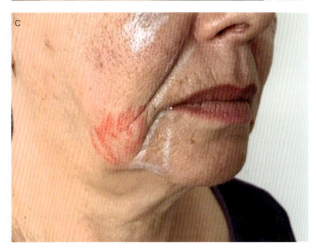

图 16.3　下颌前沟的不同类型。原因可能是中年患者的软组织体积减小（a）、下颌骨吸收导致的皮肤松弛（b），或两种因素的综合作用（c）

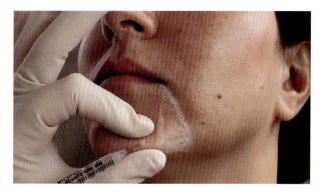

图 16.5　颏外侧进针点

注射到木偶纹和 PJS 的外侧。

（8）用非惯用手沿着钝针方向拉伸皮肤，并将钝针向内推进。从真皮 – 皮下平面到口腔交界处进行注射。保持皮下层次注射，以避开颏肌，同时提供提升效果和皮肤刺激（图 16.6）。

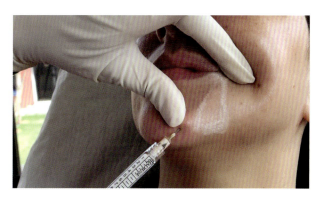

图 16.6　拉伸皮肤有助于皮下浅层注射

（9）以退行性扇形技术向下颌骨注射多条逆行线条，每条逆行线约注射 0.1mL（图 16.7）。

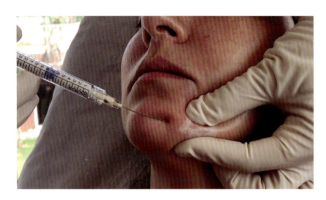

图 16.7　在下颌边界，手指的压力有助于调节塑形

（10）可能需要多次穿行下颌边界才能令人满意地缩小 PJS。

（11）用拇指和食指轻轻挤压组织，可以改善注射剂的形状，使其与下颌线相匹配。

（12）当骨质吸收很明显时，还可沿下颌骨骨膜额外注射多个 CaHA 团块。这种多层填充的方法可以获得更好的轮廓和持久的效果。

（13）不要过度矫正。

（14）根据需要进行人工按摩，使之分布均匀。

下颌前沟锐针技术

Jani Van Loghem

注射位置见图 16.8。

（1）识别并标记 PJS。

（2）用一根手指检查口腔在下唇后方的延伸深度，并在该处的皮肤上做标记（图 16.9）。

（3）将锐针从 PJS 中间推进到骨膜。用非惯用手拉起锐针上的皮肤。

（4）将锐针轻轻接触骨膜，在下颌骨骨膜上注射 2 ~ 3 个团块，同时确保不要注射到口腔黏膜下层（图 16.10）。

（5）在不退出皮肤的情况下退回锐针，并在皮下平面向骨面推进（甚至超过黏膜下层位置的标记）。

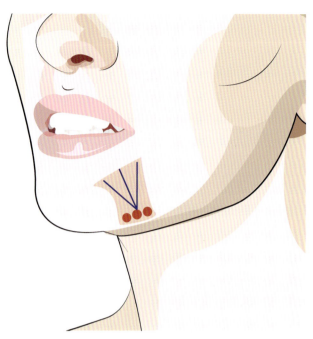

图 16.8　使用锐针在 PSJ 处注射 CaHA 的示意图。红点表示骨膜注射；蓝线表示皮下逆行注射

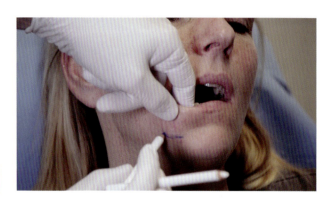

图 16.9　牵拉口腔，确定扇形的尾端范围

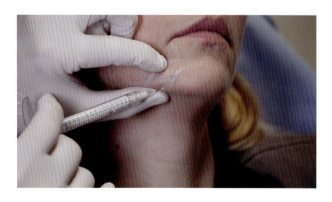

图 16.10　在骨膜层进行团块状注射

（6）在针的长度范围内拉伸皮肤，以便更好地控制针在浅表层的位置。

（7）以退行性扇形技术注射多条退行性线性材料（图 16.11）。

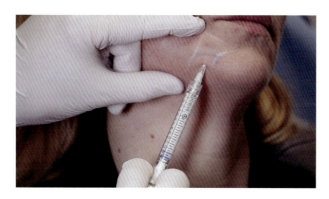

图 16.11　皮下扇形技术

（8）根据需要进行塑形，使其分布均匀。

下颌前沟钝针技术

Jani Van Loghem

注射位置见图 16.12。

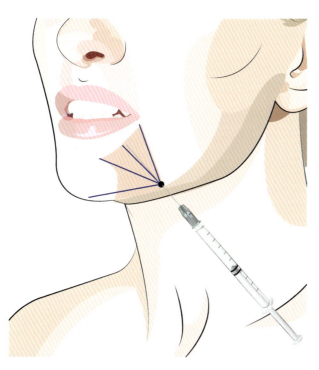

图 16.12　使用钝针在 PSJ 处注射 CaHA 的示意图。蓝线表示皮下逆行注射

（1）标记 PJS 和 ML 并消毒。

（2）考虑在 PJS 进针点使用含有肾上腺素的利多卡因进行麻醉。

（3）用 23G 的针打 1 个进针孔。

（4）使用未稀释的 CaHA 和 25G、38mm 钝针。

（5）将锐针穿过皮肤推进到皮下。

（6）将钝针穿过 PJS 推进到中线（图 16.13）。

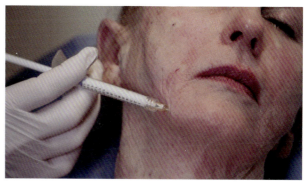

图 16.13　通过皮下注射改善下颌骨从颏到 PJS 的清晰度

（7）注射一条粗大的逆行性线条至 PJS，注射量约 0.25mL。

（8）调整钝针方向并将其推进至颏前皱襞，同时保持在皮下平面（图 16.14）。

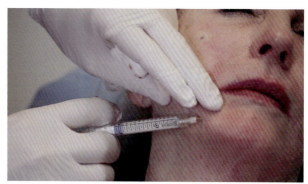

图 16.14　从颏前沟到 PJS 的皮下注射

（9）向 PJS 注射另一条逆行性线条。

（10）调整方向并向最凹陷处推进，同时注入逆行线性线条（图 16.15）。

（11）塑形和按摩。

另请参见图 16.16 和视频 16.1～视频 16.3。

93

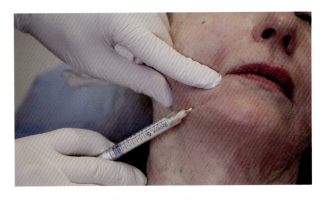

图 16.15　从 ML 到 PJS 的皮下注射

视频 16.2
锐针技术

视频 16.3
钝针技术

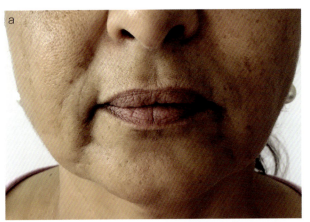

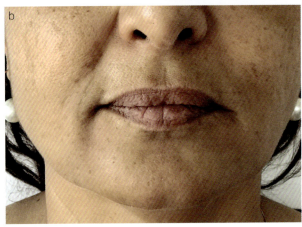

图 16.16　用 1.5mL CaHA 注射下颌前沟和 ML（With courtesy of Dr. Nabila Azib.）

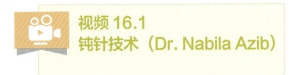

视频 16.1
钝针技术（Dr. Nabila Azib）

术后护理

术后进行轻柔的按摩，以达到理想的轮廓。一根手指放在嘴内，拇指放在皮肤上，就可以很容易地使产品均匀分布。肿胀可能会不均匀，但 1～2 天后就会消退。应告知患者只能仰卧睡觉，1 周内避免牙科手术。在 15 天到 3 个月后进行复诊。

附加治疗，以获得最佳效果

在处理下颌角形态之前，可以考虑采用提升技术，如面颊填充和下颌角填充。在面颊深层注射 CaHA 或其他填充剂，在下颌深层注射 CaHA，通常会减轻。此外，在许多情况下，填充下颌角也会改善 PJS 的外形。改善皮肤质地和收紧皮肤（如通过激光焕肤等）将有助于减轻下颌角肥大。最后，减脂疗法，如下颌脂肪溶脂（激光或注射）可能会有效。

参考文献

[1] Shaw RB et al. Aging of the facial skeleton: Aesthetic implications and rejuvenation strategies. *Plast Reconstr Surg* 2011; 127(1):374–383.

[2] Graivier MH, Bass LS, Busso M, Jasin ME, Narins RS, and Tzikas TL. Calcium hydroxylapatite (Radiesse) for correction of the mid– and lower face: Consensus recommendations. *Plast Reconstr Surg.* 2007 Nov;120(6 Suppl):55S–66S.

[3] Mittleman H. The anatomy of the aging mandible and its

importance to facelift surgery. *Facial Plast Surg* 1994;2:301.

[4] Fattahi T. The Prejowl Sulcus: An important consideration in lower face rejuvenation. *J Oral Maxillofac Surg* 2008;66:355–358.

[5] Hamilton T. Skin augmentation and correction: The new generation of dermal fillers—A dermatologist's experience. *Clinics in Dermatology* 2009;27:S13–S22.

下面部 1/3
口角纹

Jani Van Loghem

目 录

引言

口角纹会让口周的表情更加消极。在木偶纹的顶部，向下的嘴角暗示着苦涩或厌恶。使用 CaHA 提升口腔黏膜可以显著改善面部表情。

安全因素

注射口腔黏膜时，应注意不要注射过深，因为下唇动脉通常在口轮匝肌内或下方走行（图 17.1）。

口角锐针技术

注射位置见图 17.2。

（1）检查口腔黏膜的位置并进行消毒。

（2）使用未稀释的 CaHA 和 27G 锐针。

（3）顺着针的方向拉伸皮肤。

（4）将锐针从口角交界处推进到下唇唇红缘下方。

（5）确保锐针不要注射得太浅（不能透过皮肤看到锐针的灰色）。

（6）小心地进行退行性直线或扇形注射（图 17.3）。

（7）从木偶纹推进到口角，将锐针推进到皮肤。

（8）在注射的同时，用锐针将口角微微向上推（图 17.4）。

（9）如有需要，可注射多条线状材料。

（10）根据需要进行按摩，使材料分布均匀。

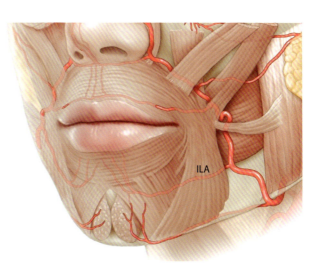

ILA

图 17.1　动脉高风险区：下唇动脉

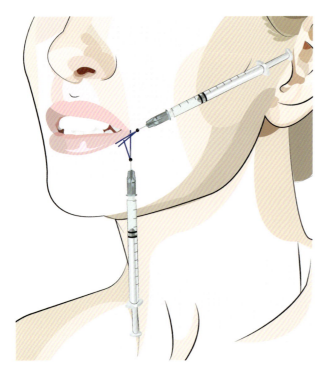

图 17.2　用锐针治疗口角的示意图。垂直线表示真皮 / 皮下直接逆行注射

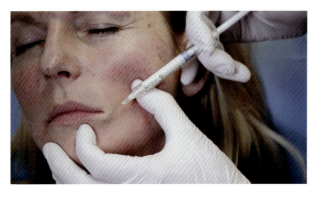

图 17.3　水平逆行注射

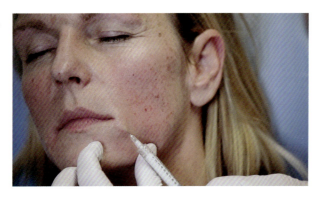

图 17.4　垂直于口角逆行注射

口角钝针技术

注射位置见图 17.5。

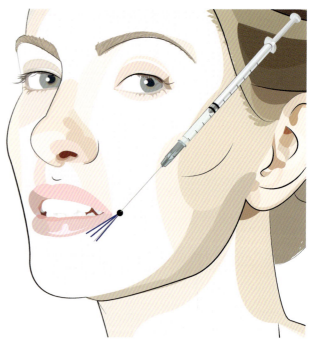

图 17.5　用钝针治疗口角的示意图。蓝线表示皮下直接逆行注射

（1）检查口腔黏膜的位置，进行消毒。

（2）使用未稀释的 CaHA 和 25G、38mm 钝针。

（3）局部麻醉后，用 23G 的锐针进行皮肤穿孔。

（4）顺着钝针方向拉伸皮肤。

（5）将钝针从口角处推进到下唇唇缘下方的皮下平面。

（6）以退行性扇形技术小心注射多条退行性线性线条（图 17.6）。

（7）不要在木偶纹外侧注射（不要注射到上颌脂肪区）。

（8）如有需要，可注射多条线状材料。

（9）根据需要进行按摩，使之分布均匀。

另请参见图 17.7 和视频 17.1、视频 17.2。

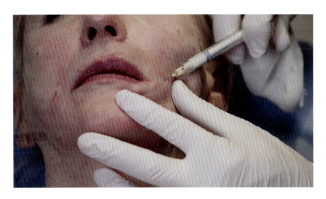

图 17.6　水平逆行注射

视频 17.1
锐针技术

视频 17.2
钝针技术

术后护理

必要时，可以用手按摩该区域，使产品均匀分布。一根手指放在口内，另一根手指放在口外。水肿可能会不均匀，但 1 ~ 2 天后应该会消退，使用锐针时，可能会有瘀青。

附加治疗，以获得最佳效果

在治疗口角之前，应考虑进行提升治疗（参见"中面部 1/3　面颊"一章）。治疗颌前沟和木偶纹（见相关章节）。对降口角肌（DAO）进行肉毒毒素治疗也可以改善口角纹。

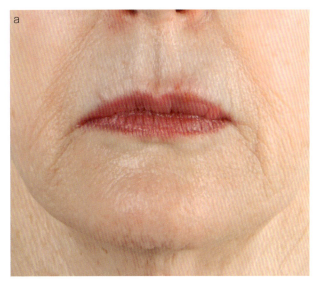

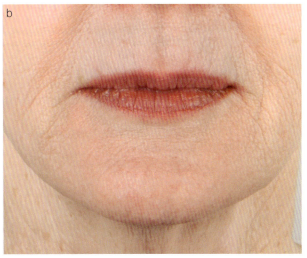

图 17.7　治疗前（a）和治疗后 2 个月（b）的效果

18

下面部 1/3
放射状口周纹

Jani Van Loghem

引言

口轮匝肌纹既有肌肉（动态）成分，也有皮肤（非动态）成分。由于骨骼和嘴唇深层脂肪的减少，口轮匝肌会变得松弛，从而过度活跃导致放射状口周纹的动态改变。上颌骨和下颌骨的骨吸收可以通过在骨膜上注射未稀释的 CaHA 或其他填充剂来矫正，这在其他章节（鼻唇沟、下颌前沟和木偶纹）中已有讨论。一般不建议用 CaHA 来矫正嘴唇深层脂肪萎缩，因为 CaHA 是白色的，而深层脂肪基本上位于嘴唇的黏膜下层，在该层次注射时可能会看到产品。不过，真皮层成分减少，尤其是胶原蛋白减少，是（超）稀释 CaHA 的良好适应证。

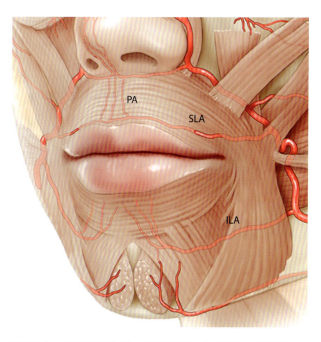

图 18.1 动脉高风险区：下唇动脉、上唇动脉、舌动脉

安全因素

注射放射状口周纹时，应注意不要注射过深，因为上唇和下唇动脉一般位于口轮匝肌下方（图 18.1）。

放射状口周纹钝针技术

注射位置见图 18.2。

（1）可以使用已有的进针孔（鼻唇沟和下颌前沟），或确定可覆盖到上下唇的进针点。

（2）使用稀释的 CaHA（每 1.5mL CaHA 中含 0.5～1.5mL 利多卡因）和 25G、38mm 或 50mm

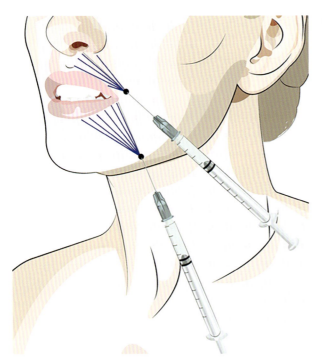

图 18.2　用钝针治疗放射状口周纹的示意图。蓝线表示直接逆行皮下注射

钝针。

（3）考虑进行阻滞麻醉，并在局部麻醉后用 23G 锐针制造进针孔。

（4）顺着钝针方向拉伸皮肤。

（5）将钝针从口角外侧推进至人中处。

（6）以退行性扇形技术注射多条退行性线条（图 18.3）。

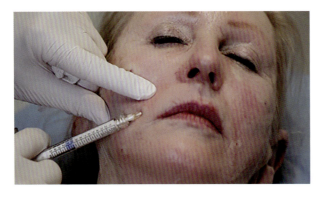

图 18.3　上唇真皮与皮下交界处的水平逆行线状注射

（7）将钝针从下颌处进针口推进到口角处。

（8）以退行性扇形技术注射多条朝向中线退行性线条（图 18.4）。

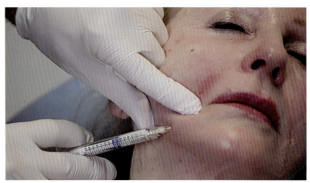

图 18.4　真皮与皮下交界处的口下区域逆行线状注射

（9）根据需要进行按摩，使其分布均匀。另请参见图 18.5 和视频 18.1。

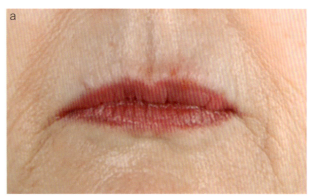

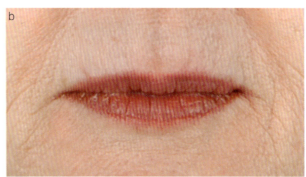

图 18.5　2 个月前（a）和 2 个月后（b）的疗效

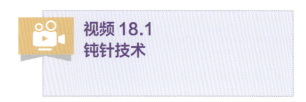

视频 18.1
钝针技术

术后护理

必要时，可以用手按摩该区域，使产品均匀分布。一个手指在口腔内，另一个手指在口腔外。水肿可能会不均匀，应在 1～2 天消退，可能会有瘀青。

附加治疗，以获得最佳效果

在使用（超）稀释 CaHA 直接处理放射状口周纹的同时，还可考虑在骨膜水平上治疗鼻唇沟、下颌前沟和木偶纹（参见有关这些适应证的单独章节）。其他治疗可能包括肉毒毒素治疗（放松口轮匝肌）以及真皮浅层注射软质 HA。改善真皮强度和减少放射状口周纹的其他治疗方法包括剥脱性激光治疗（如点阵 CO_2 激光）和中深层化学焕肤。

下面部 1/3
颏部填充

Jani Van Loghem

引言

面部和谐可定义为面部各要素之间的平衡。填充下颌是改善面部比例的有效方法，尤其适用于下颌后缩的患者。下颌后缩是指下颌骨比上颌骨靠后，看起来像严重咬合过深。这种情况可以通过手术切除下颌骨并将其前移来矫正。这是一种创伤性手术，具有相当大的风险和停工期。使用 CaHA 可以将患者的风险、不适和停工时间降到最低，并能显著改善面部和谐度。

与年龄相关的解剖学变化

由于骨吸收，下颌骨的形状会发生变化。下颌体高度、下颌支和下颌体的长度均明显减少，导致下颌角明显增大。在衰老过程中，下颌角距离（左右下颌角之间的距离）并无明显变化[1-2]。正如在"中面部 1/3　面颊"一章中所讨论的，面颊的下垂在很大程度上形成了下颌沟。由于骨吸收，下颌角向内侧移动。在此过程中，附着在骨头上的软组织向内侧移动。下颌固有韧带阻止了下颌角的前倾，导致下颌角脱垂到该韧带上，大大增加了下颌角下垂的程度。与此同时，下颌骨在颏部出现骨吸收，从而减少了颏部的骨骼体积。这一过程可能会导致木偶纹和下颌前沟加深。因此，在颏部进行骨量恢复有助于改善下颌骨轮廓，减少下颌前沟和木偶纹。

解剖学高风险区

下唇动脉和下颌动脉都是面动脉的分支，并在这一区域的深层走行，但并非每个患者都是如此，因为这些动脉也可能有环路或分支到达皮下水平。颏神经和动脉起源于颏孔，位于下颌突上方的瞳孔中线附近（图 19.1）。

应避免向下颌脂肪区进行注射，因为这会导致

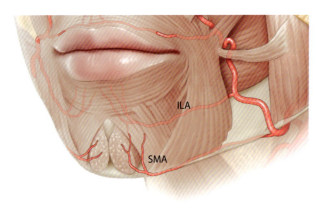

图 19.1　动脉高风险区：下唇动脉、颏下动脉、颏动脉（MA 未显示）

下颌下垂加重，影响美观。

在西方文化中，女性下颌的理想宽度大约与齿间距离（即从齿龈到下唇朱缘的距离）相同。理想的下颌长度大约是下唇唇缘到上唇唇缘的距离。

对于男性来说，理想的下颏宽度与嘴的宽度相同。在亚洲文化中，下颏最好不要太宽、太尖，以突出面部的"心形"。

钝针技术 1（正面投影）

注射位置见图 19.2。

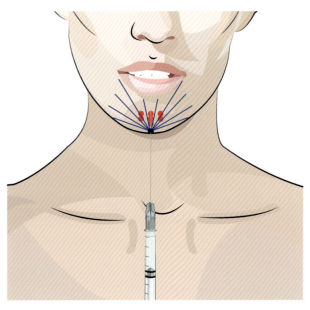

图 19.2　使用钝针从正中点注射 CaHA 的示意图。红点表示骨膜上团块；蓝线表示皮下逆行线状注射

（1）考虑在下颌下皱褶处的中线皮肤上进行颏神经阻滞和局部麻醉。

（2）消毒并标出最大投影的宽度和垂直位置，同时考虑 Steiner 线

（3）用 23G 注射针在中线上的下颌下皱襞处打 1 个预孔进针。

（4）使用未稀释的 CaHA 和 25G、38mm 钝针。

（5）用非惯用手抬起颏肌，将钝针推进骨膜至颏肌的 2 个肌腹之间的空隙中（图 19.3）。

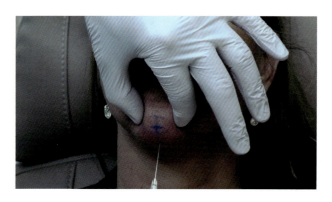

图 19.3　抬起肌肉，将钝针推进骨膜

（6）确保在口腔黏膜上看不到钝针尖端。

（7）在骨膜上注射多个团块，每个团块注射量约为 0.1mL。

（8）避免注射点太近，以免产品在表层堆积。

（9）如有必要，还可以从这个进针点向颏肌、降下唇肌和降口角肌侧方注射更多的填充剂（图 19.4）。

（10）此外，还可以从这个进针点进行皮下逆行线状注射，以使皮肤平滑、下颌轮廓清晰，并减

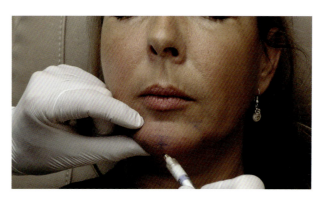

图 19.4　肌肉下注射团块

少下颌前沟和木偶纹。

　　（11）检查对称性。

　　（12）根据所需要的形状塑形。

钝针技术 2（正面投影、延长和塑形）

注射位置见图 19.5。

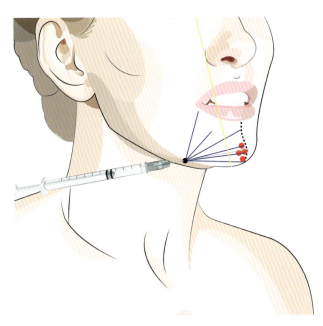

图 19.5　使用钝针填充颏部的注射示意图。虚线代表中线；黄线代表从内眦沿上颌的垂直线，表示女性下颏的最大宽度；红点表示骨膜上注射；蓝线表示皮下逆行线状注射

　　（1）考虑在下颌前沟的中线皮肤上进行颏神经阻滞和局部麻醉。

　　（2）消毒并标出最大投影的宽度和垂直位置，同时考虑到 Steiner 线。

　　（3）用 21G 锐针在下颌前沟处打 1 个进针孔。

　　（4）使用未稀释的 CaHA 和 22G、50mm 钝针。

　　（5）用非惯用手抬起颏肌（图 19.6）。

　　（6）从皮肤进入，控制钝针到达颏肌下的骨膜，然后推进到中线。

　　（7）在骨膜水平注射多个团块，直到达到所需的颏部立体度（图 19.7）。

　　（8）将针退回到入口，并在皮下平面重新

分离。

　　（9）为了塑造下颌骨轮廓和延长胸廓，可沿下颌骨边界注射多条逆行线状材料，同时牢记下颏的理想宽度（图 19.8）。

　　（10）如有必要，还可以从这里开始治疗下颌前沟和木偶纹。

　　（11）检查对称性。

　　（12）根据所需形状塑形。

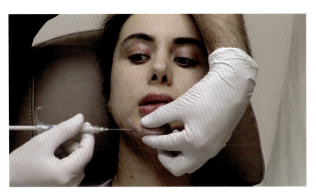

图 19.6　抬起肌肉，将钝针推进骨膜

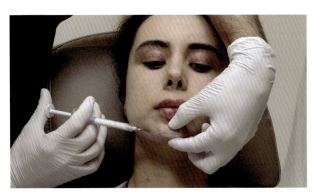

图 19.7　肌肉下团块状注射

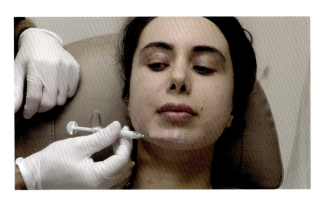

图 19.8　皮下逆行线状注射

男性钝针填充技术

注射位置见图19.9。

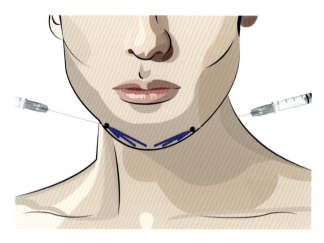

图19.9 男性患者填充颏部的注射示意图

（1）可考虑进行颏神经阻滞。

（2）消毒并标出最大投影的宽度（与嘴的宽度相同）和垂直位置，同时考虑Steiner线。

（3）使用未稀释的CaHA和25G、38mm钝针。

（4）在下颌前沟内侧标记进针点。

（5）沿下颌骨边界推进钝针（图19.10）。

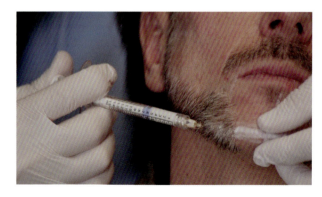

图19.10 沿下颌骨边界推进钝针

（6）在下颌边界注入总计约0.5mL的粗的逆行线状材料（图19.11）。

（7）检查对称性。

（8）根据所需要的形状进行塑形。

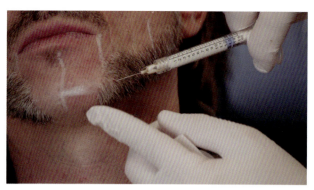

图19.11 注射厚重的材料，以增加颏部的宽度

锐针技术

注射位置见图19.12。

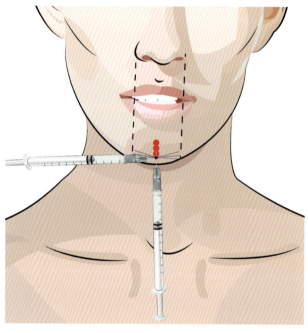

图19.12 使用锐针填充下颏的产品注射示意图。黑色虚线：鼻翼宽度（西方文化中下颏的理想宽度）；红色圆点：0.1mL CaHA的骨膜前注射物；蓝色线条：CaHA皮下线状线

（1）考虑进行颏神经阻滞。

（2）消毒并标出最大投影的宽度和垂直位置，同时考虑到Steiner线（图19.13）。

（3）使用未稀释的CaHA和27G锐针。

（4）在最大投影点，选择进针点。

（5）用非惯用手抬起颏肌，将锐针直接刺入骨膜，到达颏肌两个腹部之间的空隙。

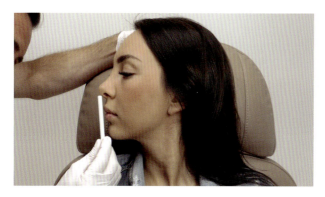

图 19.13　确定颏前点和所需的前凸量

（6）在骨膜上注射多个团块，每个团块注射量约为 0.1mL（将注射到多个解剖层）（图 19.14）。

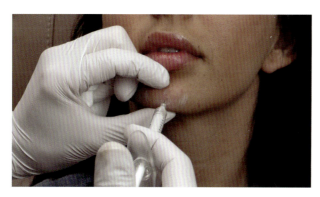

图 19.14　骨膜前团块状注射，每次注射量为 0.1mL，位于中线，用于增加颏部凸度

（7）为了增加凸度，还可以从骨膜向皮肤进行逆行线状注射。

（8）作为塑造不太尖的下颏的备选方案，可根据需要从同一进针点将针在皮下脂肪中横向推进数根逆行线条（图 19.15）。

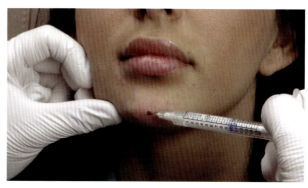

图 19.15　皮下逆行线状注射，用于塑造颏部形态

（9）最后，为了使面颊下部与下颌角平滑过渡，并减少尖下颏效果，可在木偶纹至颏部皱褶区进行皮下逆行注射。如有必要，可对该区域进行按摩，以使填充剂分布均匀。

术后护理

（1）检查对称性。
（2）根据所需的形状塑形。
另见图 19.16 和视频 19.1 ～视频 19.4。

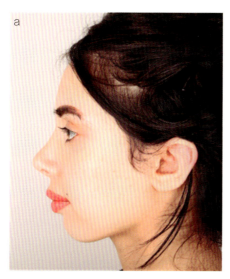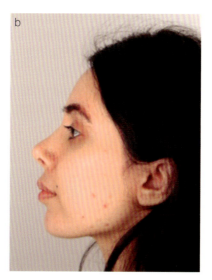

图 19.16　CaHA 治疗前（a）和治疗后 1 个月（b）

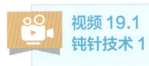

视频 19.1
钝针技术 1

视频 19.2
钝针技术 2

视频 19.3
男性钝针技术

视频 19.4
锐针技术

附加治疗，以获得最佳效果

可使用肉毒毒素治疗颏肌，以减少凹陷和前凸。治疗可在使用 CaHA 之前进行，以降低因肌肉收缩而导致 CaHA 移位的风险。颏部凸出后，应对整个口下区进行评估，并可能通过在颏褶皱、下颌前沟和（或）木偶纹处注射额外的 CaHA 或其他填充剂进行调整。

参考文献

[1] Shaw RB et al. Aging of the facial skeleton: Aesthetic implications and rejuvenation strategies. *Plast Reconstr Surg* 2011;127:374.

[2] Mendelson B and Wong CH. Changes in the facial skeleton with aging: Implications and clinical applications in facial rejuvenation. *Aesth Plast Surg* 2012;36:753–760.

下面部 1/3
颏褶皱

Jani Van Loghem

20

引言

颏褶皱是下唇和颏肌之间的水平褶皱。它包括动态和静态两部分。

解剖学高风险区

下唇动脉在这一区域深层走行，但并非每个患者都是如此，因为该动脉可能有环路或分支到达皮下水平（图 20.1）。如果 CaHA 注射过深，下唇黏膜上会出现明显的淡黄色沉积。

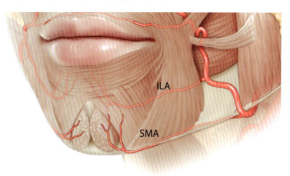

图 20.1 动脉高风险区：下唇动脉、颏下动脉、颏动脉（未显示 MA）

钝针技术

注射位置见 图 20.2。

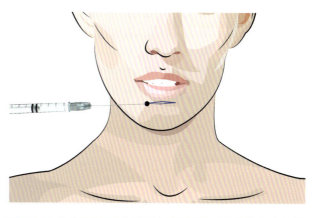

图 20.2 在颏皱襞注射产品的示意图。蓝线代表皮下逆行线

（1）考虑在颏皱襞外侧皮肤进行局部麻醉。

（2）消毒并用 23G 锐针打 1 个预孔。

（3）使用未稀释的 CaHA 和 25G、38mm 钝针，或使用标准稀释的 CaHA。

（4）用非惯用手拉伸皮肤，使钝针保持走行在浅层，并沿着颏褶皱将钝针推进皮下。

（5）确保钝针在口腔黏膜中不可见，以避免黏膜注射（图 20.3）。

（6）注射 0.05 ~ 0.1mL 的多条逆行线（图 20.4）。

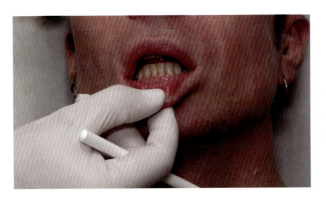

图 20.3 避免将钝针插入口腔黏膜的检查

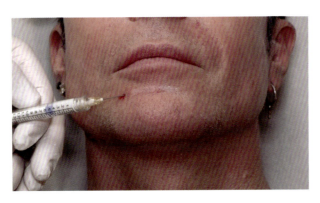

图 20.4 用钝针退行性注射，可将手指伸入口腔内引导注射

（7）在对侧重复上述操作。

（8）塑形使产品分布均匀。

锐针技术

注射位置见图 20.5。

（1）使用未稀释的 CaHA 或经标准稀释的 CaHA，以及 27G 或 28G 注射针。

（2）将进针点选择在颏折痕的外侧界限处。

（3）插入锐针并保持在浅层、真皮深层或皮下。

（4）避免将锐针推进到黏膜下层，此时可能会看到填充剂。

（5）以紧密的扇形注射多条退行性线条（图 20.6）。

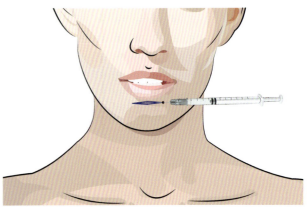

图 20.5 使用锐针在颏褶皱处注射产品的示意图。蓝线代表真皮深层或皮下逆行线

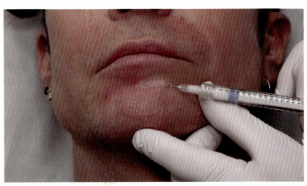

图 20.6 用锐针退行性注射

（6）塑形使产品均匀分布。

另见视频 20.1 ~ 视频 20.3。

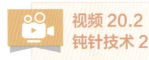
视频 20.1
钝针技术 1

视频 20.2
钝针技术 2

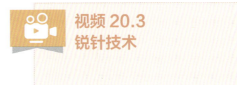
视频 20.3
锐针技术

术后护理

必要时，可以用手按摩该区域，使产品均匀分布。该区域可能会肿胀 1~2 天。有时，患者可能会用舌头触到产品，或感觉到产品的存在。按摩可以减轻这种感觉。如果产品注射过深，可能会在口腔黏膜上看到。建议在用 18G 锐针切开后再取出产品。

附加治疗，以获得最佳效果

由于颏褶皱是动态纹，在颏肌注射肉毒毒素会改善效果。它还有助于防止填充剂移位，尤其是在注射 CaHA 之前注射肉毒毒素。

下面部 1/3
下颌角和下颌缘

Jani Van Loghem, Shino Bay Aguilera, and Luis Soro

21

目 录

引言

Jani Van Loghem

轮廓分明的下颌角是年轻的标志，在西方文化中被认为是女性的美丽特征。对于男性而言，下颌轮廓鲜明则意味着力量和睾丸激素水平高，被认为是有吸引力的特征（在填充颌面肌肉和颏部的章节中有更详细的讨论）。在亚洲文化中，下颌轮廓的清晰度通常不被视为是一种美的特征，因此文化差异会影响医生在实现理想治疗效果方面的方向。与性别和文化无关，衰老过程会导致下颌角下垂。当患者出现下颌下垂时，首选的顺序是先提升中面部，然后再治疗下面部，因为治疗中面部会影响下颌下垂的位置（鼻唇沟和泪沟）。

与年龄相关的解剖学变化

由于骨吸收，下颌骨的形状会发生变化。下颌骨体高度、颌骨嵴高度和下颌骨体长度均有明显减少，导致下颌角明显增大。在衰老过程中，下颌角距离（左右下颌角之间的距离）并无明显变化[1]。正如在"中面部 1/3　面颊"一章中所讨论的那样，面颊的下垂在很大程度上造成了下颌下垂。由于骨吸收，下颌角向内侧移动。在此过程中，附着在骨头上的软组织向内侧移动。下颌固有韧带阻止了前下移，导致下颌向该韧带上方脱垂，明显增加了下颌下垂。

解剖学高风险区

面动脉和颈外动脉都在这一区域的深层走行。在咬肌的前方，面动脉穿过骨膜，并可能有一条穿过咬肌的弧线。在腮腺背侧，颈外动脉深入下颌骨。

腮腺位于 SMAS 下，位于咬肌上方。应避免在该唾液腺注射 CaHA，因为这会导致唾液管阻塞，造成唾液淤积，从而可能形成结石和腮腺炎（图21.1）。

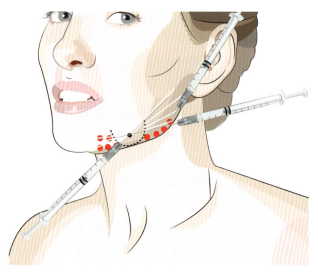

图 21.2　下颌角塑形注射示意图。红点代表用锐针注射的骨膜上团块，每个团块注射量约为 0.1mL；白线代表在真皮与皮下交界处用钝针注射的逆行线状线；另一侧也应进行同样的操作

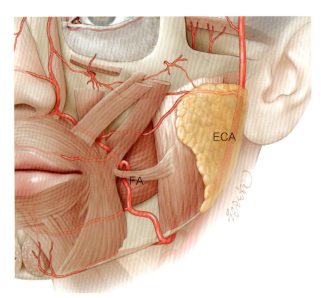

图 21.1　动脉高风险区：面动脉、颈外动脉

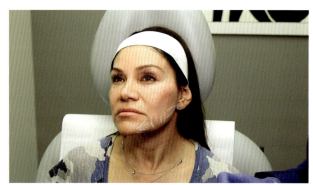

图 21.3　绘制下颌区域的 U 形图

应避免向下颌脂肪区注射，因为这会导致下颌下垂加重，影响美观。

Shino Bay 下颌角塑形

Shino Bay Aguilera and Luis Soro

注射位置见图 21.2。

（1）识别并勾勒出下颌，下颌呈"U"形。

（2）在下颌前沟和下颌角处标记进针点。下颌前沟位于"U"形的前方，或从下颌颊外缘向下延伸一条垂直线（图 21.3）。

（3）在骨膜上注射 0.1～0.2mL 团块来重塑下颌轮廓（图 21.4）。

（4）借助钝针在真皮与皮下交界处使用逆行线性穿刺技术（图 21.5）。

（5）对于下颌前沟严重的患者，可在颧骨正下方创建一个指向"U"形的插入点。

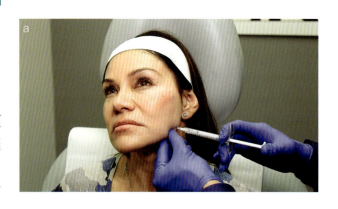

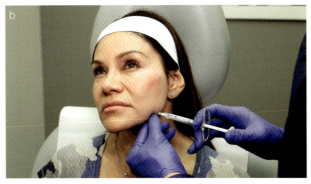

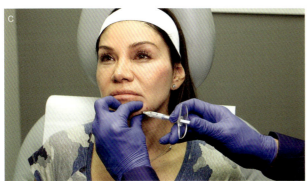

图 21.4 沿下颌骨骨膜上注射 0.1～0.2mL 填充剂重塑下颌轮廓。下颌角（a）；下颌角后凹陷（b）；下颌前沟（c）

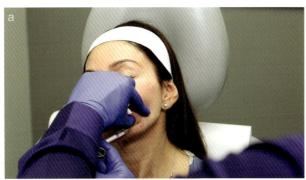

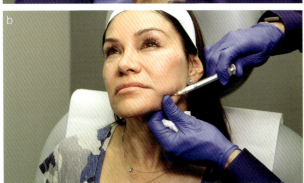

图 21.5 使用 25G、50mm 钝针技术进行退行性扇形注射，进一步提升下颌前沟和下颌角。从下颌前沟到下颌角（a）；从下颌前沟到颏部（b）

（6）使用钝针进行退行性扇形注射技术，进一步强化下颌角，提升下面部。

下颌缘清晰化治疗：钝针技术 1

Jani Van Loghem

注射位置见图 21.6。

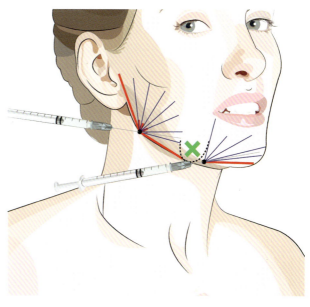

图 21.6 使用钝针在下颌区注射 CaHA 的示意图。红线表示未稀释 CaHA 的逆行线状注射；蓝线表示稀释 CaHA 在真皮与皮下交界处的逆行线状注射

（1）标记下颌角，确定下颌角的位置并消毒。

（2）在下颌角上外侧和下颌前沟处确定进针点。

（3）可以考虑局部麻醉，用 23G 锐针制备进针孔。

（4）使用未稀释的 CaHA 和 25G、38mm 钝针。稀释后的 CaHA 用于改善肤质，使未稀释的 CaHA 的注射效果更流畅。

（5）用非惯用手垂直向上抬起下面部。

（6）将钝针从下颌角进针点推进到耳前区，在皮下逆行注射 0.2～0.3mL 的粗大的线状填充剂（图 21.7）。

（7）用同样未稀释的 CaHA，在角度处向下颌骨下缘注射一个小扇形。

（8）在下颌骨下缘，将钝针推向颌后凹陷。

（9）在下颌骨边界注射约 0.3mL 的逆行线状物。用非惯用手捏住皮肤，引导钝针逆行注射，将产品注射成一条锐利的直线 **（图 21.8）**。

（10）从下颌前沟进针点进入，沿下颌骨边界将钝针推向中线。

（11）逆行注射约 0.2mL **（图 21.9）**。

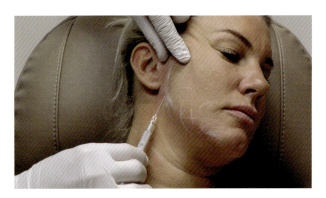

图 21.7　从下颌角到耳前区域的下颌轮廓

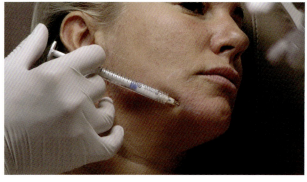

图 21.9　从下颌前沟到颏部的下颌骨轮廓

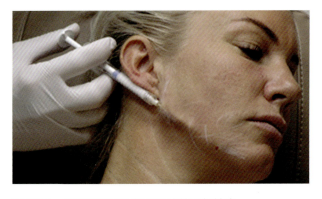

图 21.8　从下颌角到下颌后凹陷的下颌轮廓

（12）现在改用稀释后的 CaHA（视皮肤厚度而定，但通常每层注射 0.5～1.5mL 利多卡因 /1.5mL CaHA 注射器）和 25G、50mm 钝针。

（13）在最初的轮廓 CaHA 注射之间，以扇形技术进行退行性线状注射 **（图 21.10）**。

（14）从下颌前沟进针点，以扇形技术从木偶纹向下至下颌缘注射退行性线状线。

（15）如果需要，还可以进行按摩。

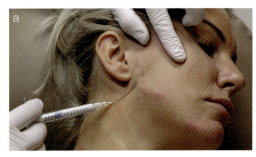

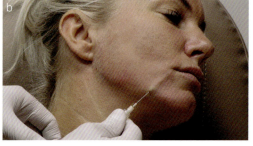

图 21.10　使用稀释的 CaHA 使下颌骨轮廓平滑，改善皮肤质地的下颌角进针点（a）和颏前沟进针点（b）。拉伸皮肤并向下压注射器将有助于保持钝针尖端刮擦真皮与皮下交界处

下颌缘清晰化治疗：钝针技术 2

Jani Van Loghem

注射位置见图 21.11。

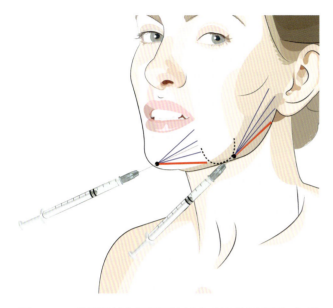

图 21.11　使用钝针在下颌区注射 CaHA 的示意图。红线表示未稀释 CaHA 的逆行线状线；蓝线表示稀释 CaHA 在真皮与皮下交界处进行的逆行线状注射

（1）在下颏上做标记并消毒。

（2）在颏部和颌后沟处确定进针点。

（3）考虑局部麻醉，用 23G 锐针制备进针孔。

（4）使用未稀释的 CaHA 和 25G、38mm 钝针。

（5）将钝针从颏部推进到下颌前沟，在皮下注射 0.2 ~ 0.3mL 的逆行性粗大的填充剂（图 21.12）。

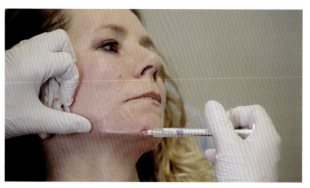

图 21.12　下颌缘清晰化治疗：从下颏进针到下颌角

（6）从下颌后凹陷进针，将钝针推进到耳垂前，在皮下注射另一条 0.2 ~ 0.3mL 的粗大的逆行线条（图 21.13）。

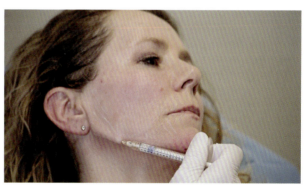

图 21.13　下颌缘清晰化治疗：从下颌后凹陷到耳前

（7）现在改用稀释的 CaHA（视皮肤厚度而定，但通常每 1.5mL CaHA 注射器含 0.5 ~ 0.8mL 利多卡因）和 25G、50mm 钝针。

（8）在第一行的内侧以扇形技术退行性线状注射（图 21.14）。

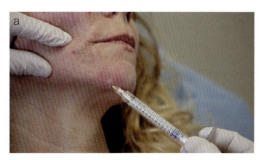
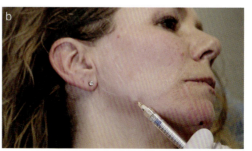

图 21.14　使用稀释的 CaHA 使下颌骨轮廓平滑，颏部进针点（a）和颌后沟进针点（b）的皮肤质地

（9）如果需要，可以进行按摩。

下颌角锐针骨膜前团块注射技术

Jani Van Loghem

注射位置见图 21.15。

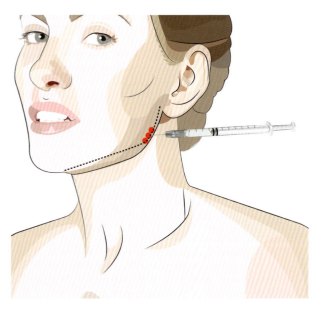

图 21.15　使用锐针在下颌角注射 CaHA 的示意图。红点表示未稀释的 CaHA 骨膜注射液；黑色虚线表示下颌骨的边界

（1）标记下颌角并消毒。

（2）考虑从皮肤到骨膜进行局部麻醉。

（3）使用未稀释的 CaHA 和随产品提供的 27G 锐针。

（4）将锐针从下颌角背侧推进至骨膜（图 21.16）。

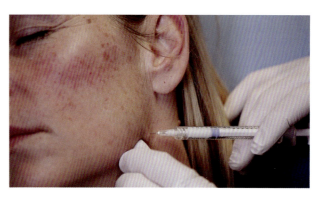

图 21.16　在下颌角背侧注射的骨膜前团块

（5）在骨膜层注射团块。

（6）部分回退并调整锐针方向，然后在下颌角周围注射更多填充剂。

（7）由于产品可能会从锐针形成的通道中回流，因此可以进行按摩并塑形。

另请参见图 21.17 和视频 21.1～视频 21.4。

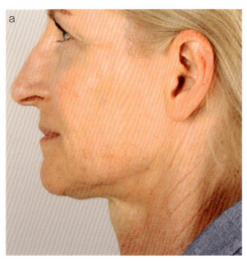
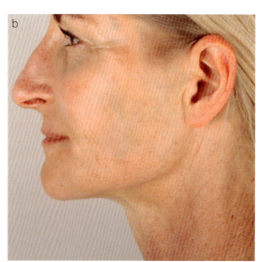

图 21.17　使用 CaHA 治疗前（a）和治疗后（b）

视频 21.1
Shino Bay 下颌角矫正

视频 21.2
重塑下颌缘钝针技术 1：
(A) 左侧；(B) 右侧

视频 21.3
重塑下颌缘钝针技术 2

视频 21.4
下颌角锐针骨膜前团块注射技术

术后护理

必要时，可以用手按摩该区域，使产品分布均匀。如果注射在下颌角的骨膜上，部分产品可能会进入肌肉内，尤其是用锐针注射时。这可能会导致咀嚼时疼痛或敏感。这是一种暂时性的问题，大约 3 天后就会缓解。下颌角或下颌缘的皮下可触及注射材料，可能会对一些患者造成困扰。治疗前应告知患者这种可能性。通常情况下，在产品的凝胶部分吸收后，这种问题会在大约 1 个月后消失。

附加治疗，以获得最佳效果

在下颌轮廓塑形之前，可以考虑填充面颊，因为向面颊深层注射 CaHA 或其他填充剂通常会使下颌角减小。任何其他的中面部提升手术都可能改善下颌轮廓。

下颌线也是如此。除了提升面颊外，填充下颏、下颌前沟和木偶纹也能显著改善下颌轮廓，减少下颌角下垂。

关于男性填充和其他下颌治疗，请参阅"下面部 1/3　男性咬肌填充""下面部 1/3　颏部填充""下面部 1/3　下颌前沟和木偶纹"章节。

参考文献

[1] Shaw RB et al. Aging of the facial skeleton: Aesthetic implications and rejuvenation strategies. *Plast Reconstr Surg* 2011;127:374.

下面部 1/3
男性咬肌填充

Jani Van Loghem

目 录

引言

　　可以通过突出男性面部特征来提高男性吸引力。由于高睾酮水平会增加肌肉体积，因此发达的咬肌与男性气质和男性吸引力有关。咬肌区域可以在不同的解剖层次进行填充：皮下（如下颌角和下颌缘一章所述）和下颌骨骨膜。在骨膜上用锐针垂直于骨骼方向注射时，由于填充剂回流，将定位在肌肉内。使用钝针技术有助于填充剂在骨膜上注射[1]。由于骨吸收，下颌骨会改变形状并变小[2]。为了使下颌轮廓更加突出，可以对下颌骨进行调整。

解剖学高风险区

　　面动脉和颈外动脉都在这一区域的深层走行。面动脉走行于骨面，在咬肌的前方可能有一条穿过咬肌的转弯。在腮腺背侧，颈外动脉深入下颌骨。

　　腮腺在 SMAS 下，位于咬肌上方。应避免在该唾液腺注射 CaHA，因为这会导致唾液腺导管堵塞，造成唾液淤积，从而可能形成结石和腮腺炎。由于锐针刺入骨膜会导致填充剂通过针道倒流，因此应限制 CaHA 的注射量，以尽量减少血管内和腺体内注射的风险。应避免在咬肌浅层进行肌肉注射，可能会形成结节（图 22.1）。

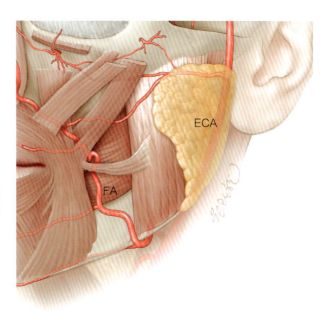

图 22.1　动脉高风险区：面动脉、颈外动脉

钝针技术

注射位置见图 22.2。

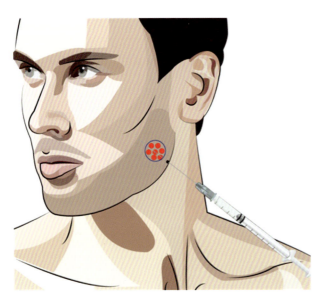

图 22.2　咬肌填充示意图

（1）识别下颌角。

（2）在皮肤进针口处注射含有肾上腺素的麻醉剂，然后继续向下颌角的骨面注射（图 22.3）。

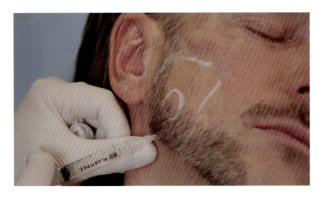

图 22.3　从皮肤到骨膜的麻醉

（3）预留孔洞。

（4）使用 22G、50mm 或 25G、38mm 钝针和未稀释的 CaHA。

（5）将钝针穿过皮肤。

（6）将非惯用手的拇指放在下颌骨边界下方，以避免将钝针推进到下颌骨后方。

（7）旋转并使用足够的力量通过 SMAS 的阻力和下颌角肌肉的粘连（图 22.4）。

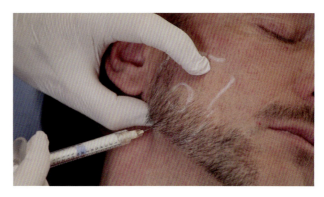

图 22.4　引导钝针穿过粘连处，并从骨膜上部向咬肌肌腹下方注射 0.1 ~ 0.2mL 团块

（8）将钝针穿过骨膜，推进到咬肌肌腹上标记的最大投影点水平。

（9）注入 0.1 ~ 0.2mL 的团块，将钝针移至几毫米之外，再注射 0.1 ~ 0.2mL 的团块。

（10）在肌腹下方重复注射，直到获得理想效果。

采用锐针技术填充外侧肌肉

注射位置（图 22.5）。

（1）确定咀嚼肌腹部，标记并消毒（图 22.6）。

（2）使用未稀释的 CaHA 和 27G、20mm 的锐针。

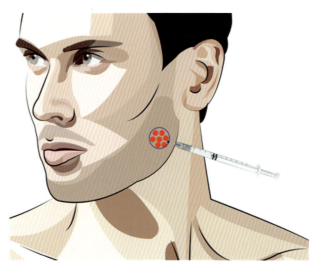

图 22.5　用锐针填充咬肌示意图

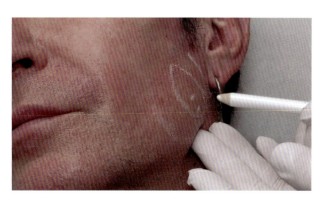

图 22.6　标出肌肉块

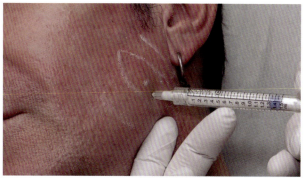

图 22.7　将锐针在下颌角肌下方的骨膜上进行注射。注意针的角度不是垂直的，而是大约 45°

（3）将锐针穿过外侧正中间的肌腹处皮肤，向骨膜方向推进。

（4）将锐针轻触骨膜，斜面向下，角度约为 45°。这将减少肌肉浅表区域的回流风险（图 22.7）。

（5）向骨膜注射 0.1 ~ 0.2mL 的团块。

（6）部分回退并调整方向插入骨面。

（7）在肌腹下注射 0.1 ~ 0.2mL 的多个团块，间隔几毫米，位于骨膜水平。

（8）在肌腹下方重复注射，直到获得预期效果。

另请参见图 22.8 和视频 22.1、视频 22.2。

视频 22.1
骨膜钝针技术填充下颌角

视频 22.2
使用锐针骨膜前团块注射技术填充下颌角

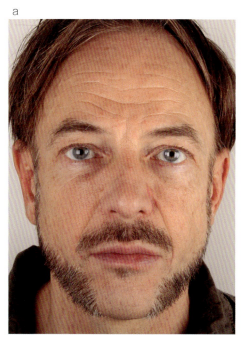

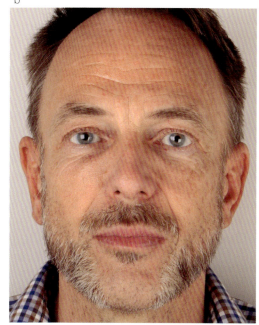

图 22.8　肌肉下钝针技术填充前（a）和肌肉下钝针技术填充后（b）。两侧各注射 1.5mL 未稀释的 CaHA 后 5 周的结果

以改善男性的外观。

术后护理

必要时，可对该区域进行按摩，使产品分布均匀。注射到骨膜上的产品可能会最终进入肌肉内，尤其是用锐针注射时。这可能会导致咀嚼时疼痛或敏感。这只是暂时性的，大约 3 天后就会得到缓解。

附加治疗，以获得最佳效果

除了治疗咬肌问题外，还可以考虑填充颏部，

参考文献

[1] Van Loghem JAJ et al. Cannula Versus sharp needle for placement of soft tissue fillers: An observational Cadaver Study. *Aesthet Surg J* 2017; 38(1):73–88.

[2] Shaw RB et al. Aging of the facial skeleton: Aesthetic implications and Rejuvenation strategies. *Plast Reconstr Surg* 2011;127:374.

颈部和胸部
颈部年轻化

Jani Van Loghem

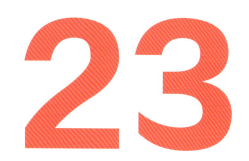

引言

颈部是越来越受欢迎的年轻化部位。为了避免与年轻化的脸部形成反差，患者经常会询问减少衰老迹象的可能性。尤其是中央的细小垂直松弛皱纹、水平颈纹和下垂的下颌区，都会引起患者的关注。应从正面和侧面对整个面部和颈部进行静态和动态评估。一般来说，可以先治疗下颌角。CaHA可用来治疗颈部皮肤松弛。有关其他技术，请参阅第28章。

解剖学

颈部皮肤较薄，应使用高度稀释的CaHA。与下颈部几乎没有皮下脂肪的情况相比，胸部的胸大肌几乎直接与皮肤相连。因此可以使用超稀释的CaHA，因为颗粒进入更深的皮下脂肪层的风险很低。

解剖学高风险区

需要注意的部位是颈静脉和位置更深的颈动脉。

颈部年轻化钝针技术

注射位置见图23.1。

（1）识别并标记下颌角垂直线、正中线以及两者之间的垂直线。

（2）在颈部水平线上标记进针点。在下颌折痕处标记1个进针点。

（3）消毒，考虑在进针口处进行局部麻醉。

（4）用23G的针制备进针孔。

（5）使用1∶2或1∶3的超稀释CaHA（1∶3是指每1.5mL CaHA含0.5mL 1%利多卡因和肾上腺素以及4mL生理盐水）和25G、50mm钝针（图23.2）。

（6）确保钝针在整个治疗过程中停留在真皮层与皮下层交界处。

（7）用非惯用手沿着钝针方向拉伸皮肤，并在真皮与皮下平面推进钝针（图23.3）。

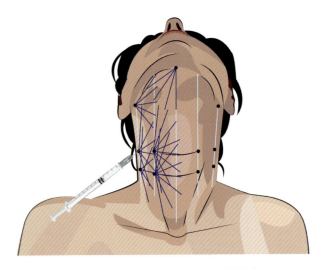

图 23.1　颈部年轻化钝针技术示意图。蓝线表示 CaHA 的皮下位置；5 条浅蓝色平行线表示垂直中线，1 条来自下颌角，1 条介于两者之间，注意进入点位于颈部水平线上

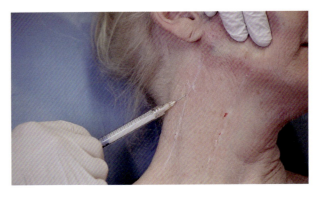

图 23.2　在推进钝针的过程中拉伸皮肤，使其走行于浅层

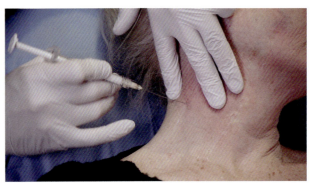

图 23.3　拉伸皮肤有助于皮下浅层注射

（8）以退行性扇形技术注射多条逆行线，每条逆行线注射量约为 0.1mL（图 23.4）。

（9）应进行交叉注射，以使稀释 CaHA 在表层均匀分布。

（10）不要过度矫正。

（11）根据需要进行按摩，使其分布均匀（图 23.5）。

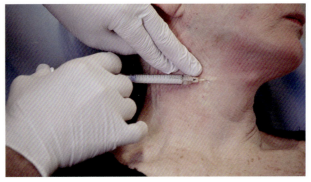

图 23.4　由于每侧共有 5 个注射点，请计算每个注射点的注射剂量

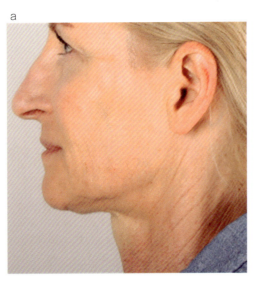

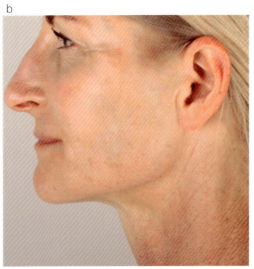

图 23.5　颈部使用稀释 CaHA 治疗前（a）和治疗后（b）

术后护理

手术后可进行轻柔的按摩，以达到分布均匀的目的，但如果采用低剂量逆行线性穿刺超稀释 CaHA 的正确技术，就没有必要按摩。肿胀可能不均匀，应在 1~2 天消退，即使使用钝针，也会出现瘀斑。计划在 3~6 个月后随访。

附加治疗，以获得最佳效果

使用 A 型肉毒毒素联合治疗颈阔肌条索和颈部横纹，以及使用 CaHA（参见本书有关颈部横纹的章节）或软性透明质酸治疗颈部横纹，并采用水化技术进行表层皮肤注射。其他方式，如激光、焕肤和外用药膏，也可治疗该部位。

颈部和胸部
颈纹

Yates Yen-Yu Chao and Jani Van Loghem

24

目 录

引言

Yates Yen-Yu Chao

在颈部注射填充剂并不常见。这些治疗方法大多针对皮肤松弛的老化症状，使用填充剂作为生物刺激剂，如采用超稀释 CaHA 来诱导胶原蛋白的形成。不过，早在 CaHA 以稀释的形式用于改善皮肤质地之前，它就已作为一种治疗方法用于矫正颈纹。

颈纹是颈部皮肤沿颈部曲线呈水平分布的多条线状凹痕。有颈纹的人特别多。颈纹在年纪较轻的时候就可以看到，因此并不一定是老年性变化；但是，随着年龄的增长，颈部软组织下垂，颈横纹就会显得更加突出。皮肤表面的光老化也会使问题更加严重，出现更多的细小皱纹，原有的皱纹也会加深。这就是为什么颈部横纹常常被认为是年龄的标志，并被大多数有横纹的人所厌恶。除了颈部皮肤、软组织和筋膜的衰老外，脂肪堆积也会使横纹更加严重，因为褶皱旁边的凹槽和隆起的脂肪区形成了鲜明的对比。

这些横纹的治疗效果虽然有限，但治疗方法并不简单。颈部提拉手术和颈阔肌成形术可以紧致皮肤，改善轮廓，但似乎对这些横纹效果不佳。射频或微聚焦超声波等能量类治疗仪器可以改善皮肤质地并紧致皮肤，但通常对淡化颈部横纹帮助不大。究其原因，颈纹的形成机制不仅仅与组织松弛有关。

这些颈部横纹的凹槽通常很浅，但脂肪堆积或衰老程度较深的患者除外。作者发现，这些颈部横纹的宽度大多 < 1mm，深度 < 1mm。像颈部横纹这样的浅沟，皮肤凹陷位于肌肉（颈阔肌）上方，皮下与下层结构有一些联系，类似于手腕上的线状痕迹和面部静态皱纹。

面部除皱治疗、激光焕肤或点阵治疗通常能改善这些细纹，但对较深的皱纹效果不佳。使用注射填充剂的深层和浅层注射，可以更有效地矫正面部的静态皱纹。考虑到颈部的皮肤较薄，活动性较强，用于该部位的填充剂应不产生胶体光散射（也称为丁达尔效应），在反复运动后不易移位或错位。由于颈部皱纹的容量缺失较少，因此皮肤下层需要填充的容量也应该非常小。性质太软或提拉能力较弱的填充剂无法精确地填充缝隙。在填充这些

131

皱纹时，如果填充剂太软，或具有较强的扩散倾向，有可能会填充到邻近的皮肤，从而造成不自然的隆起。

作者尝试了许多不同的材料，发现稀释或超稀释的CaHA非常适合这一适应证。事实上，稀释CaHA与其他选择相比有很多优势。首先，注射用CaHA具有非常高的提升能力、高弹性和高黏度。即使用利多卡因稀释了CaHA填充剂，尽管其黏度有所下降，但弹性特性仍能很好地保持。黏度较低的稀释CaHA可以很容易地以最小的用量用于填充，并能正常塑形。稀释后的填充剂所保留的弹性不会降低填充和提升效果。在稀释混合物的水分消失后，CaHA填充剂的表现会更像原始填充剂，不易扩散或变形。

CaHA产品呈白色，不透明，不会产生不良的透光散射。CaHA的填充剂颗粒非常小（直径为25~45μm），因此不会产生串珠状外观。事实证明，CaHA能诱导胶原蛋白和弹性蛋白的形成，在保持准确注射位置准确时，还能使老化的解剖结构恢复年轻[1]。

然而，注射极少量的稀释CaHA并不容易。大多数医生都表示，控制稳定的流量，在浅层注射，同时始终保持在同一注射层次上，是一项相当具有挑战性的工作。由于流量必须非常有限，而且注射层次非常浅，因此只有锐针才能做到这一点。如果使用27G的锐针作为CaHA注射的常用注射针，稀释后的填充剂仍会有弹性，很容易从锐针中挤出。这样就很难稳定地控制推杆的运动。根据作者的经验，注射层次在皮下浅层。由于颈阔肌上方分布着少量脂肪，因此对于皮下脂肪很薄的患者，注射位置可能在肌肉上方。注射深度应为1~1.5mm[2]。由于颈部是一个环形浅表结构，因此必须用另一只手将皮肤拉平，注射锐针平行于皮肤表面插入，才能精确控制注射深度。为了更好地控制注射深度，最好使用0.5in（1in = 2.54cm）长的锐针。通常情况下，CaHA与利多卡因以1∶1的稀释浓度最有效，但对于高加索人或皮肤较薄的患者，CaHA与利多卡因的比例为1∶2可能更适合治疗颈部横纹。

危险区域是颈静脉和颈动脉。

使用稀释和超稀释CaHA矫正横向颈纹的锐针技术

Yates Yen-Yu Chao
循序渐进的技术

注射位置见**图24.1**。

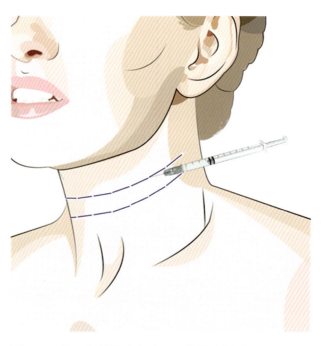

图24.1 使用锐针技术在水平颈纹处注射稀释CaHA的示意图。白线表示水平颈线；蓝线表示稀释CaHA在真皮与皮下交界处的逆行线状注射

（1）消毒颈部并标记颈部水平线。注意颈浅静脉的位置。

（2）使用超稀释CaHA（1.5mL CaHA稀释1.5~3mL稀释利多卡因）和27G、1.8cm的锐针。

（3）采用水平方法，针斜面向上。

（4）顺着针的方向拉伸皮肤（**图24.2**）。

（5）将锐针全长插入真皮深层，深度为1~1.5mm。

（6）在退针的同时，以逆行线状缓慢注入约0.05mL。

（7）重复上述操作步骤，直到所有线条都得到矫正。

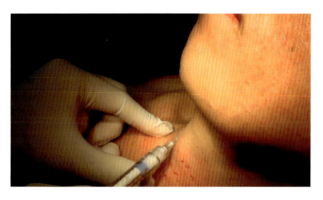

图 24.2 拉伸皮肤对控制正确的进针深度至关重要

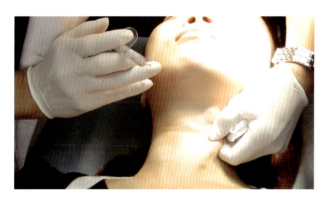

图 24.3 注塑后的塑形可确保效果均匀

（8）根据需要用两根手指夹住皮肤滚动塑形（图24.3）。

使用钝针和超稀释 CaHA 矫正横向颈纹的钝针技术

Yates Yen-Yu Chao

循序渐进的技术

注射位置见图24.4。

（1）消毒颈部并标记颈部水平线。注意颈浅静脉的位置。

（2）在进针口处使用局部麻醉剂。

（3）用23G的针制备一个预孔。从颈部水平线的最外侧向中线注射。新的进针点应在之前注射CaHA结束的位置（图24.5）。

（4）使用超稀释的 CaHA（1.5mL CaHA 用0.5mL利多卡因稀释）和25G、38mm钝针。

（5）在真皮与皮下交界处保持浅表注射。为避免沉积，切勿过于浅表注射（图24.6）。

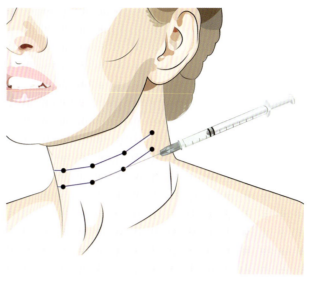

图 24.4 使用钝针技术在水平颈纹处注射稀释 CaHA 的示意图。白线表示水平颈线；蓝线表示稀释 CaHA 在真皮与皮下交界处的逆行线状线；黑点表示进针点

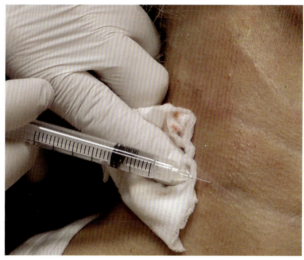

图 24.5 对下一个注射点进行局部麻醉。在治疗区域和未治疗区域的交界处注射

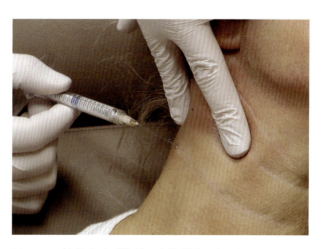

图 24.6 拉伸皮肤对控制正确的进针深度至关重要

133

（6）拉伸皮肤，将钝针推进皱纹内部。在斜面朝上的情况下，以扇形技术注射少量沉积物。矫正皱纹，直至完全填充。切勿过度矫正（图24.7）。

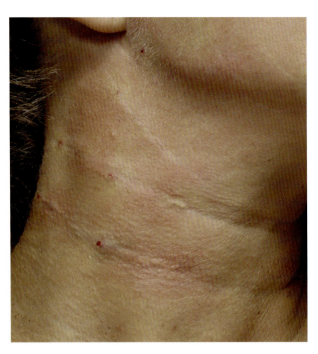

图24.7 不要过度矫正，当皱纹完全被填平时就可以停止了

（7）重复上述步骤，直到所有皱纹都得到矫正。

另见视频24.1。

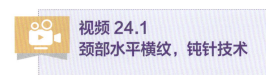

视频24.1
颈部水平横纹，钝针技术

术后护理

每次注射后立即进行广泛的按摩，以及整个治疗后的按摩都非常重要，以确保所有填充剂都已分布均匀，没有堆积。应告知患者，任何肿胀都是预料之中的，都是暂时性的，但可能会持续长达5天。由于该区域的血管非常发达，预计也会出现瘀伤。在这种情况下，建议采取防晒措施。

没有必要在家里进行按摩，但如果患者希望这样做，建议仅限于用护肤品轻轻按摩，每天两次。

附加治疗，以获得最佳效果

由于颈部横纹是颈部的一部分，因此可以考虑采用更普遍的颈部年轻化方法。以能量为基础的组织紧致术，如射频或电波拉皮。

微聚焦超声波和化学焕肤一样，都能改善肤质，使皮肤紧致。关于使用稀释CaHA进行颈部嫩肤的更多详情，请参阅本书中关于颈部嫩肤的章节。在注射CaHA几个月后，可以考虑使用软性透明质酸(HA)，通过钝针技术进一步矫正颈部横纹。

参考文献

[1] Yutskovskaya YA, Kogan EA. Improved neocollagenesis and skin mechanical properties after injection of diluted calcium hydroxylapatite in the neck and décolletage: A pilot study. *J Drugs Dermatol* 2017;16(1):68–74.

[2] Chao YY, Chiu HH et al. A novel injection technique for horizontal neck lines correction using calcium hydroxylapatite. *Dermatol Surg* 2011;37(10):1542–1545.

颈部和胸部
肩颈部嫩肤

Pieter Siebenga and Jani Van Loghem

目　录

引言

　　肩颈部是人体特别容易受到阳光损伤的部位。由于肩颈部的皮肤比脸部或手臂的皮肤薄，脂肪组织和皮脂腺也较少，因此更容易因紫外线照射而老化[1]。除了色斑或毛细血管扩张外，受损的胶原纤维也会导致皱纹增多。尤其是乳房相对较大或植入乳房假体的女性，皱纹会从乳房之间的胸骨向锁骨方向延伸，呈扩大趋势，也被称为魔鬼喷泉。CaHA 可用于紧致肩颈部皮肤。胶原蛋白结构、皮肤厚度和弹性的改善会带来更美观的外观。与其他稀释后的适应证一样，每 $100cm^2$ 的面积应使用一支 1.5mL 的注射器。根据皮肤松弛的严重程度，稀释比例应为 1∶1~1∶3（皮肤越薄，稀释比例越高）。

解剖学高风险区

　　注射应尽可能靠近真皮层，即真皮与皮下交界处。如果采用谨慎的技术，治疗是安全的，因为真正的危险区位于肋骨内。损伤乳腺组织的风险也微乎其微，因为乳腺位于乳房浅筋膜下，钝针或锐针无法触及。

肩颈部钝针技术

注射位置见图 25.1。

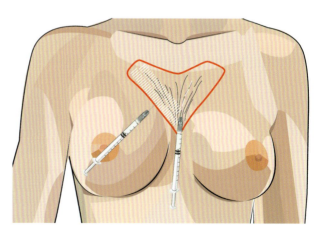

图 25.1　在肩颈部使用锐针技术注射稀释 CaHA 的示意图。白线表示稀释 CaHA 在真皮与皮下交界处的逆行线状注射

循序渐进的技术

（1）对胸部进行消毒。

（2）标记需要治疗的区域。通常情况下，这是一个心形区域，但根据皮肤松弛和肩颈部皱纹的严重程度，形状可能会有所改变（图 25.2）。

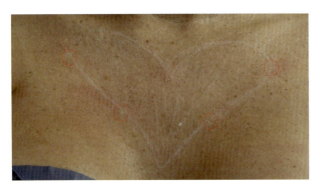

图 25.2　标记待治疗区域。红色圆圈表示进针点的位置

（3）避免在心形区域底部的中线上制备进针孔，因为乳房会影响注射时的自由操作。

（4）根据皮肤厚度，使用 1 : 1 ~ 1 : 3 的超稀释 CaHA 和 25G、50mm 钝针或 22G、70mm 钝针。

（5）从下端进针口处开始，考虑弯曲钝针，以便于操作注射器。

（6）沿注射方向拉伸皮肤，以控制钝针的正确深度。确保钝针位于真皮与皮下交界处（图 25.3）。

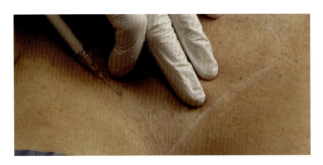

图 25.3　沿着钝针的方向拉伸皮肤，紧贴真皮层下方以扇形技术进行退行性注射

（7）每次退行性扇形缓慢注射剂量为 0.05 ~ 0.1mL。

（8）用钝针横过中线，确保对皱纹最严重的内侧部分进行双侧交叉（图 25.4）。

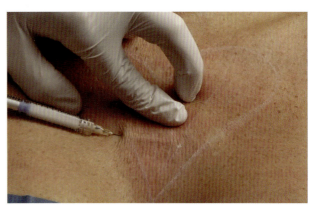

图 25.4　用钝针通过中线进行交叉注射

肩颈部锐针技术

（1）对胸部进行消毒。

（2）评估胸部是否有皱纹。皱纹通常在胸部呈 V 形分布。在其周围做标记，以便治疗。

（3）检查皮肤厚度。较厚的皮肤或松弛程度较低的皮肤可以注射 1 : 1 的超稀释 CaHA。较薄的皮肤或松弛程度较高的皮肤需要更高的超稀释度，以避免出现明显沉积的风险。

（4）将 27G 针稍微弯曲（15° ~ 20°），斜面向上。

（5）在皱纹处逆行线状注射约 0.05mL 的注射液。捏住皮肤，以便更好地观察皱纹（图 25.5）。

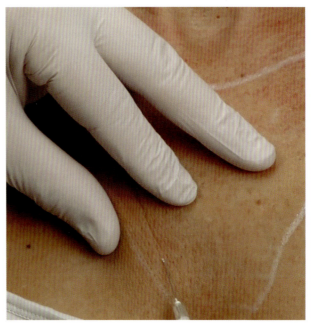

图 25.5　捏住皱纹，以获得最佳视觉效果。沿皱纹线方向注射 CaHA

（6）正确的解剖层是皮下，在真皮层以下。

（7）填充所有皱纹后，进行交叉治疗。进行逆行线状注射，每行约注射 0.025mL，每行之间的间隔小于 1cm，始终保持与皱纹垂直（图 25.6）。

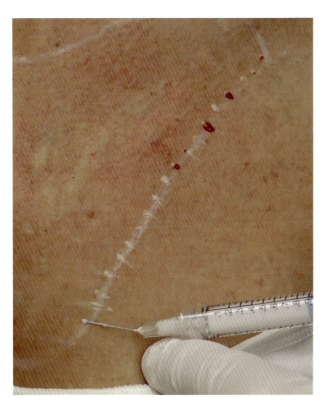

图 25.6 垂直于皱纹的方向与横线相结合

（8）治疗后，检查是否有明显的沉积物。如果有，请将其按摩出来。

另见视频 25.1。

视频 25.1
锐针技术
(Jani Van Loghem)

术后护理

手术后可进行轻柔按摩，以达到均匀分布的目的，可采用低剂量逆行线性穿刺超稀释 CaHA 的正确技术。建议患者避免晒太阳，因为锐针技术通常会出现瘀青。3~4 个月后，应对效果进行评估。如有必要，届时可建议进行其他治疗。

附加治疗，以获得最佳效果

可考虑使用漂白法，直接向皱纹处进行额外的皮内凝聚性 HA 注射技术[2]。减少色素沉着斑可以大大改善肩颈部的美观。强脉冲光或化学焕肤是这一适应证的最佳选择。稀释的 CaHA 可与可视化微聚焦超声波（Ultherapy®）等医疗设备结合使用，以改善皮肤质地[3]。

参考文献

[1] Uitto J. The role of elastin and collagen in cutaneous aging: Intrinsic aging versus photoexposure. *J Drugs Dermatol* 2008;7:s12–s16.

[2] Alessandrini A, and Tretyakova K. The rejuvenating effect and tolerability of an auto–cross–linked hyaluronic acid on décolletage: A pilot prospective study. *Aesthetic Plast Surg* 2018;42(2):520–529.

[3] Casabona G, and Nogueira Teixeira D. Microfocused ultrasound in combination with diluted calcium hydroxylapatite for improving skin laxity and the appearance of lines in the neck and décolletage. *J Cosmet Dermatol* 2018;17(1):66–72.Video 25.1 Needle technique. (Jani Van Loghem)

颈部和胸部
胸部嫩肤

Pieter Siebenga and Jani Van Loghem

26

目 录

引言

在乳房中注射填充剂并不常见，但超稀释的CaHA可用于治疗乳房皮肤与年龄相关的变化。乳房与年龄相关的变化具有重要的影响，因为从解剖学上来讲，乳房是由覆盖的皮肤和乳房内的筋膜支撑的[1-2]。皮肤功能和外观的变化与胶原蛋白、弹性蛋白和水分的流失有关[3-4]，并导致乳房下垂[5-7]。此外，由于更年期的变化，乳房的成分也会发生变化（如乳腺实质的退缩和腺上皮的脱落[8]），从而影响乳房的形状，进而影响皮肤的外观。使用超稀释CaHA对皮肤进行治疗后，由于前面所述的新胶原蛋白生成、新弹性蛋白生成和新血管生成[9]，皮肤将重新焕发青春活力，从而紧致和提拉皮肤，使上端更加突出，下端、腺体和脂肪收缩。

解剖学高风险区

注射应在皮下进行。应注意避免腺内注射或注射到供应乳头的神经血管束（图 26.1）。

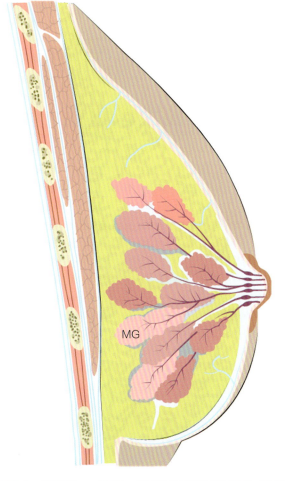

MG

图 26.1　危险区——乳腺。供应乳头的神经血管束（未显示神经血管束）

139

皮肤年轻化锐针技术

循序渐进的技术

注射位置见图 26.2。

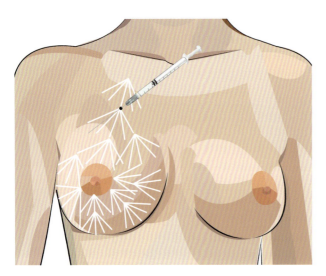

图 26.2　在乳房使用稀释 CaHA 锐针技术的示意图。白线表示稀释 CaHA 在皮下的逆行线状注射

（1）给乳房消毒。

（2）在乳房上端画一条垂直线从锁骨中线到乳晕，扩展到多次退行性扇形技术方法的模式（图 26.3）。

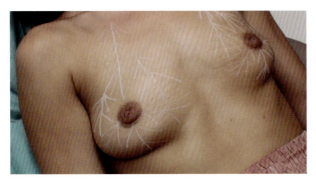

图 26.3　多次退行性扇形技术方法，在乳房上下两极进行标记

（3）在乳晕的正下方，画出 3 条辐射条纹，将下极等分，并标注为扇形。

（4）使用 1∶1～1∶3 的超稀释 CaHA 和 27G、50mm 的锐针。

（5）从锁骨中点开始注射。

（6）沿注射方向拉伸皮肤，以控制正确的进针深度（图 26.4）。

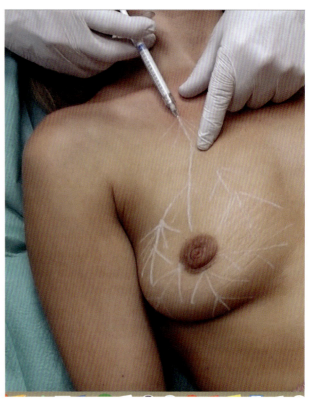

图 26.4　顺着针的方向拉伸皮肤

（7）插入锐针并推进，直到整个锐针位于皮下平面。确保锐针位于包裹乳房的浅筋膜前方。

（8）每次逆行注射时，缓慢注射 0.05～0.1mL。

（9）重复上述操作，直到两侧乳房都得到治疗。大约每 10cm×10cm 区域使用 1.5mL 超稀释 CaHA（图 26.5）。

另见图 26.6 和视频 26.1。

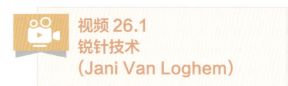

视频 26.1
锐针技术
（Jani Van Loghem）

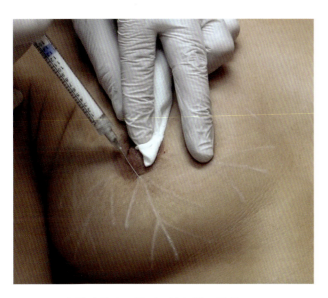

图 26.5　在治疗乳房下极时，请勿触及乳晕

术后护理

手术后可进行轻柔按摩，以达到均匀分布的目的，但如果采用适当的低剂量逆行线性穿刺超稀释 CaHA 技术，则没有必要这样做。

3～4 个月后，应对效果进行评估。如有必要，届时可建议进行其他治疗。一般来说，每个乳房应注射 2～3 支 1.5mL CaHA 产品。

附加治疗，以获得最佳效果

在乳房注射填充剂的情况并不常见。希望进行乳房上提（乳房整形术）或填充乳房的女性都希望进行手术，这需要植入假体或自体脂肪移植。尽管 CaHA 治疗不太可能与乳腺癌的发生有关，但出于法律原因，一些医生还是建议在治疗前进行乳房 X 线检查或超声检查。

参考文献

[1] McGhee DE, Steele JR, and Munro B. *Sports Bra Fitness*. Wollongong (NSW): Breast Research Australia (BRA), 2008.

[2] Gefen A, and Dilmoney B. Mechanics of the normal woman's breast. *Technol Health Care* 2007;15:259–271.

[3] Uitto J. The role of elastin and collagen in cutaneous aging: Intrinsic aging versus photoexposure. *J Drugs Dermatol* 2008;7:s12–s16.

[4] Escoffier C, De Rigal J, Rochefort A, Vasselet R, Leveque JL, and Agache PG. Age–related mechanical properties of human skin: An in vivo study. *J Invest Dermatol* 1989;93:353–357.

[5] Machida Y, and Nakadate M. Breast shape change associated with aging: A study using prone breast magnetic resonance imaging. *Plast Reconstr Surg Glob Open* 2015;3:e413.

[6] Elsahy NI. Correction of abnormally high nipples after reduction mammaplasty. *Aesthet Plast Surg* 1990;14:21–26.

a

b

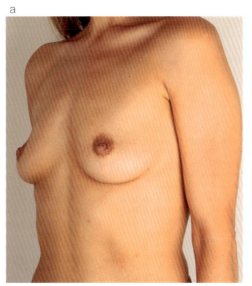
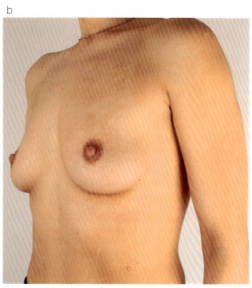

图 26.6　每侧乳房使用 2 支 CaHA 产品，1 个疗程，治疗后 2 个月，治疗前（a）和治疗后（b）

[7] McGhee DE, and Steele JR. How do respiratory state and measurement method affect bra size calculations? *Brit J Sport Med* 2006;40:970–974.

[8] Abramson RG, Mavi A, Cermik T et al. Age-related structural and functional changes in the breast: Multimodality correlation with digital mammography, computed tomography, magnetic resonance imaging, and positron emission tomography. *Semin Nucl Med* 2007;37(3):146–153.

[9] Yutskovskaya YA, and Kogan EA. Improved neocollagenesis and skin mechanical properties after injection of diluted calcium hydroxylapatite in the neck and décolletage: A pilot study. *J Drugs Dermatol* 2017;16(1):68–74.

颈部和胸部
腹部皮肤年轻化

Pieter Siebenga and Jani Van Loghem

目 录

引言

　　腹部皮肤会被永久拉伸，导致妊娠纹、松弛和真皮层变薄，尤其是在怀孕或体重大幅下降之后。考虑到并发症的风险、大量停工期和高昂的费用，手术（如"腹部整形术"或"收腹术"）对大多数患者来说影响太大。因此，无创或微创手术越来越受欢迎。稀释的 CaHA 可用于治疗腹部皮肤松弛。这是一种更安全、更经济的改善皮肤质地的方法，无须停工期。

解剖学高风险区

　　注射应尽可能靠近真皮层，即真皮与皮下交界处。应检查患者是否有脐疝，并注意避免用钝针或锐针刺入疝内。浅静脉和穿通静脉可能会造成瘀斑，但不会造成严重不良事件。

腹部钝针技术

　　注射位置见 **图 27.1**。

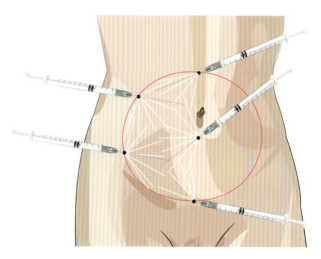

图 27.1 使用钝针技术在腹部注射稀释 CaHA 的示意图。白线表示稀释 CaHA 在真皮与皮下交界处的逆行线状线

循序渐进的技术

　　（1）对腹部进行消毒。

　　（2）标记需要治疗的区域，通常是脐周的椭圆形区域（**图 27.2**）。

　　（3）每 100cm^2 面积使用 1.5mL CaHA。椭圆形的面积为宽（cm）× 长（cm）× π/4。在本示意图中，椭圆形的宽度约为 20cm，高度约为 15cm，因

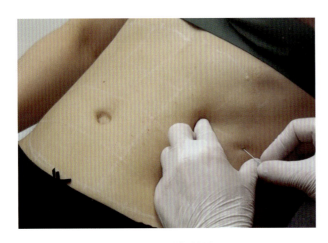

图 27.2 待处理区域和预留进针孔的标记

此面积约为 $20 \times 15 \times 3.14/4=236cm^2$。因此，在这个例子中，治疗腹部需要 2 ~ 3 支 1.5mL 的注射器。

（4）将 CaHA 稀释到 1 : 1 ~ 1 : 3（取决于松弛的严重程度），使用 25G、50mm 钝针或 22G、70mm 钝针。

（5）从下方进针口处开始。考虑弯曲钝针，以便于操作注射器。

（6）沿注射方向拉伸皮肤，以控制钝针的正确深度。确保钝针位于真皮与皮下交界处（图 27.3）。

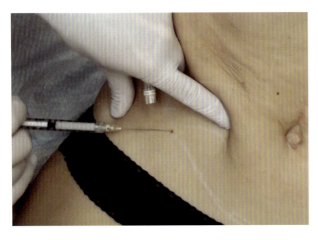

图 27.3 沿钝针方向拉伸皮肤并逆行注射

（7）以斜面朝上的退行性扇形缓慢注射，每次注射量为 0.05 ~ 0.1mL。

（8）重复上述操作步骤，直到所有有标记的皮肤上都有一层薄薄的被稀释的 CaHA。

腹部锐针技术

注射位置见图 27.4；腹部评估见图 27.5。

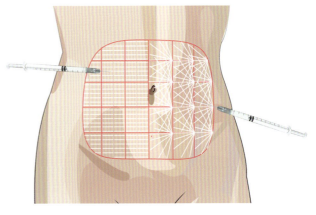

图 27.4 使用锐针技术在腹部注射稀释 CaHA 的示意图。白线表示稀释 CaHA 在真皮与皮下交界处的逆行线状线。患者右侧显示的是短针（19mm）技术，左侧显示的是锐针（40mm）技术，使用的方格面积为 15 ~ 16cm²

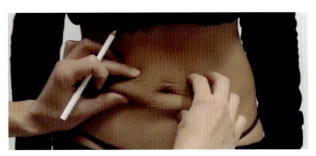

图 27.5 腹部评估显示皮肤轻度松弛，当患者被要求向前弯腰时，这种松弛会更加明显

循序渐进的技术

（1）对腹部进行消毒。

（2）标记需要治疗的区域（图 27.6）。

（3）每 100cm² 面积使用 1.5mL CaHA。在所示示意图中，13 ~ 14cm² 的 4cm × 4cm，相当于 208 ~ 224cm²。也就是说，在这个例子中，治疗腹部总共需要 2 ~ 3 支。

（4）将 CaHA 稀释到 1 : 1 ~ 1 : 3（取决于松弛的严重程度），使用 27G、19mm 锐针或 27G、40mm 锐针。

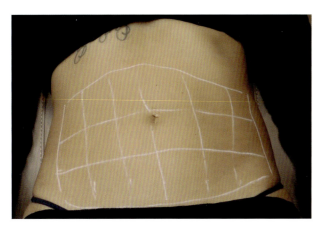

图 27.6　治疗前患者身上的标记。标记点为肋骨下缘、腹部外侧和比基尼线。然后标记 4cm×4cm 的正方形

（5）从外侧向内侧练习。

（6）顺着注射方向拉伸皮肤，以控制正确的进针深度。确保锐针位于真皮与皮下交界处（图27.7）。

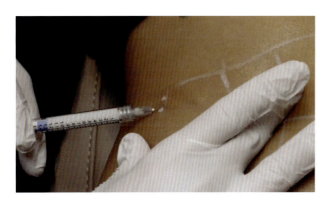

图 27.7　顺着进针方向拉伸皮肤，逆行注射

（7）每次逆行注射时缓慢注射约 0.05mL。使用退行性扇形技术（**图 27.4 中患者左侧**）或逆行线性螺纹技术（**图 27.5 中患者右侧**）。

（8）重复上述操作步骤，直到所有标记的皮肤上都有一层薄薄的被稀释的 CaHA。

另见视频 27.1 和视频 27.2。

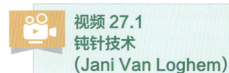

视频 27.1
钝针技术
（Jani Van Loghem）

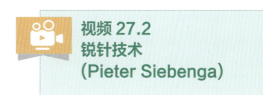

视频 27.2
锐针技术
（Pieter Siebenga）

术后护理

手术后可进行轻柔的按摩，以达到均匀分布的目的，但如果正确地采用低剂量逆行线性穿刺超稀释 CaHA 的技术，则没有必要这样做。3~4 个月后，应对效果进行评估。如有必要，可建议进行其他治疗。

附加治疗，以获得最佳效果

减少皮下脂肪可能对某些患者有益。与新胶原生成刺激技术联合应用将改善疗效（如微聚焦超声波、射频、激光、焕肤、锐针技术等）。

颈部和胸部
用于脸颊、颈部和肩部的 MesoCaHA

28

Yana A. Yutskovskaya and Anna Daniil Ovna Sergeeva

引言

本章作者使用 CaHA 与 0.9%NaCl（生理盐水）稀释后，用于矫正面部、颈部和肩部皮肤与年龄相关的变化，这些变化表现为皮肤变薄、张力和弹性降低，以及出现松弛。该技术包括将产品以凝胶溶液的形式注射到真皮层和皮下组织的交界处。这种方法的目的是刺激新胶原蛋白的生成和组织提升。本章介绍了几种标注方案以及用锐针和钝针注射稀释产品的方法。推荐的产品稀释比例为：

- 面部为 1：1。
- 下颌、颈部和肩部为 1：2。

皮肤老化的主要原因是真皮层和皮下组织发生萎缩性变化。主要物质是糖胺聚糖的重新分布，糖胺聚糖会发生质变。糖蛋白的含量，尤其是纤连蛋白，在成纤维细胞与胶原纤维的相互作用中发挥作用。纤维本身会萎缩，变得松散。胶原纤维会失去周期性的条纹，其成熟也会延迟。弹性纤维变得粗糙，部分断裂。有些部位的弹性纤维会变粗，尤其是在表皮下（老年性弹性纤维症）。在这种情况下，真皮下层起着重要作用，因为它参与了肉芽组织的形成——这是再生过程中一个重要的形态功能要素；这里有一个未分化的、年轻的和成熟的成纤维细胞池。真皮下层还含有胶原蛋白、弹性蛋白和网状纤维[1]。

注射用生理盐水稀释的 CaHA 皮肤填充剂是一种有效且耐受性良好的治疗方法，可用于矫正与年龄相关的皮肤变化，临床表现为皮肤厚度减少、韧度和弹性下降、松弛和日光性松弛[2]。这种技术是在真皮层和皮下组织交界处，不是以凝胶（原浓度）的形式，而是以凝胶溶液（用生理盐水稀释）的形式，在皮下注射该产品。这种方法的目的是刺激成纤维细胞的合成活性。

根据文献[3]，注射 1 次该产品，14 天后开始刺激皮肤中的胶原蛋白，标准的炎症过程持续 30 天[4]，最终在 3～4 个月后，观察到对 I 型和 III 型胶原蛋白以及弹性蛋白的最大刺激[5]。注射 9 个月后，这些过程趋于稳定，观察到 I 型和 III 型胶原蛋白的比例为 3：1[6]。我们认为，建议 40 岁以下的患者在 9 个月内注射 1 次这种技术，以治疗皮肤松弛症和皮肤松弛的临床症状。对于 40 岁以上的患者，建议 4 个月进行 1 次。一般来说，这种疗法没有年龄限制，因为刺激胶原蛋白是一个由基因决定的过程。

MesoCaHA 技术

治疗前准备

（1）CaHA 1.5mL 注射器，4 支。

（2）10mL 注射器，2 支。

（3）0.9% 氯化钠（视体积而定）。

（4）利多卡因 1% ~ 2%（0.25mL / 0.15mL / 0.03mL）。

（5）鲁尔锁连接器（母头对母头）。

（6）28G、19mm 的针 6 ~ 8 支（每个区用 1 个新针头）。

（7）钝针 22G、50mm 和 22G、70mm。

（8）为使治疗过程舒适，建议使用局部麻醉。在咬合状态下，暴露时间为 40min。

（9）标记面中下 1/3、颈部和肩部区域（图 28.1）。在这种情况下，有几种注射技术可供选择。使用锐针时，沿着皮肤张力线（**朗格线**）进行注射。使用钝针时，首选技术是扇形技术。

（10）在配制 CaHA 稀释液时，建议 CaHA 与生理盐水的比例为 1∶1 和 1∶2。

（11）在每组注射前，必须彻底重新混合稀释后的产品（5 ~ 10 次），并将其转移到注射器中进行注射，因为其颗粒可能会沉淀在注射器壁上（图 28.2）。

（12）将稀释后的 CaHA 以逆行线状注射到面部中下 1/3 处的皮下层。从外围到中心，从上到下沿着均匀的线进行注射。将锐针斜面向上全长插入皮下层，与皮肤表面成最小角度。看不到锐针或钝针的颜色，但可以看到皮肤回缩（图 28.3）。

（13）在发际线前 1cm 处的颞弓中点，用 22G、70mm 钝针穿刺皮肤。采用矢量法（扇形技术）进行皮下注射。矢量之间的距离为 0.5 ~ 0.7mm。

（14）从颧骨下端再进行 1 次穿刺，以导入钝针。面部两侧各注射 1.5mL 稀释产品（图 28.4）。

（15）在下颌下区，使用 1∶2 的稀释比例，即 1.5mL CaHA 与 3mL 生理盐水混合。从颌下腺三角区外侧角的投影点和下颌下腺顶点的投影点进行穿刺。使用 22G、70mm 钝针，每个钝针点注射 0.5mL

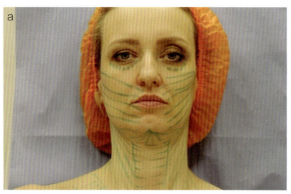
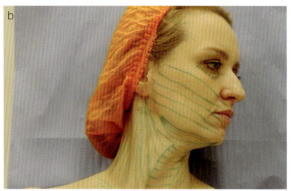
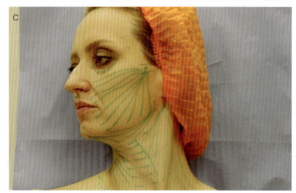

图 28.1　患者身上的标记。面颊：右侧为锐针，左侧为钝针；下颌：钝针；颈部：外侧钝针，内侧锐针；前视图（a），右侧（b），左侧（c）

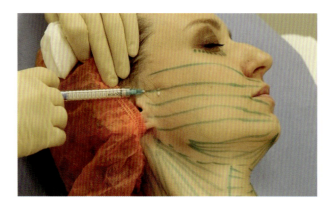

图 28.2　使用锐针在真皮与皮下交界处，按照纹路的方向进行连续的逆行线状注射，每侧共注射 1.5mL（1∶1 稀释，即半支注射器的未稀释产品）

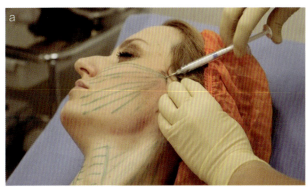

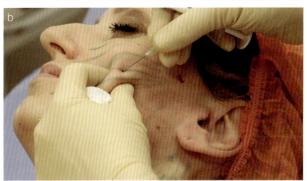

图 28.3　使用钝针，在真皮与皮下交界处使用从两个注射点，每侧共注射 1.5mL（1∶1 稀释，即半支注射器的未稀释产品）。a. 颧弓注射点；b. 面中部注射点

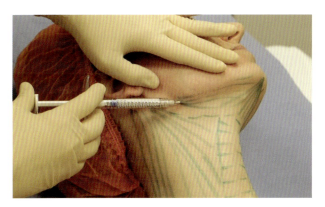

图 28.4　在真皮与皮下交界处，从 3 个注射点（稀释比例为 1∶2，即未稀释产品注射器的 1/3）每侧共注射 1.5mL

稀释产品。

在颈部，采用 1∶2 的生理盐水稀释比例，即 1.5mL CaHA 与 3mL 生理盐水混合。在肩胛骨 – 气管三角区，使用锐针技术以逆行线状方式注射稀释后的产品。

（1）在颈动脉三角区，即胸锁乳突区，建议使用 22G、70mm 钝针。钝针的插入点位于颈动脉三

角区的上角，使用扇形技术进行注射。

（2）在锁骨上大窝，用锐针从中心向外围逆行线状注射。

（3）在肩颈部，既可以使用 22G、50mm 的钝针，也可以使用锐针。产品的稀释和注射量与颈部相似。

另见图 28.5 和视频 28.1。

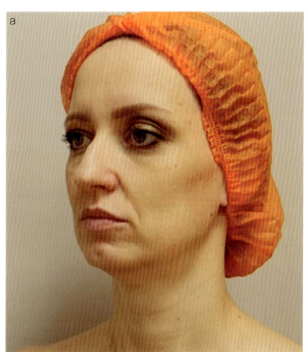

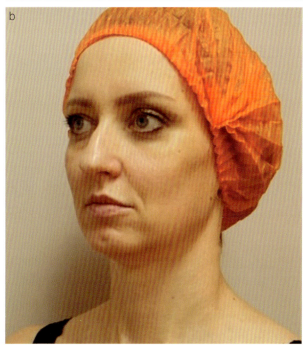

图 28.5　治疗前（a）和治疗后 4 个月（b）的结果

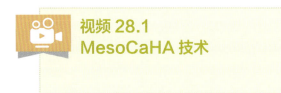

视频 28.1
MesoCaHA 技术

术后护理

术后，建议使用 Traumeel 软膏（Heel）进行按摩，以使注射材料更好地分布。术后出现不规则现象是可以接受的，但"雾化"现象（由于注射层次太浅而出现白色沉淀物）则不能接受。为了尽快再生，建议使用具有镇静和愈合作用的 PSP 因子生物霜——NEOCUTIS。

参考文献

[1] Yutskovskaya YAA, and Sergeeva AD. Reinforcement of the skin with the Radiesse preparation according to the method of Professor Yutskovskaya (protocol). *Anti-Age Magazine Russia* PUBLICATION DETAILS???

[2] Pavicic T. Calcium hydroxylapatite filler: An overview of safety and tolerability. *J Drugs Dermatol.* 2013;12:996–1002.

[3] Fingers MA. Clinical and morphological diagnosis and principles of treatment of skin diseases. A guide for doctors. 2010. PUBLISHER DETAILS???

[4] Yutskovskaya Y, Kogan E, and Leshunov E. A randomized, split-face, histomorphologic study and a hyaluronic acid–based dermal filler. *J Drugs in Dermatol* 2014;13(9):1047–1052.

[5] Yutskovskaya YA, and Kogan EA. Improved neocollagenesis and skin mechanical properties after injection of diluted calcium hydroxylapatite in the neck and Décolletage: A Pilot Study. *J Drugs Dermatol* 2017 Jan;16(1):68–74.

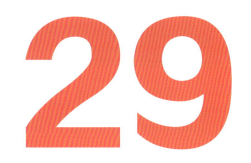

四肢
改善上臂皮肤松弛

Wouter J. Peeters and Jani Van Loghem

多层次方法

（1）患者保持直立姿势做标记。标记出治疗区，以及在治疗过程中应该避免注射的可见浅静脉。在颈部，颈浅静脉是危险区域。在腿部，静脉曲张很容易被刺破，造成长期瘀伤，有时还会导致皮肤永久性变色。此外，注射点是有标记的。如果使用50mm的钝针，2~4个注射点就足以治疗整个部位（图29.1）。

（2）用氯己定或聚维酮碘（betadilne）溶液进行预处理。由于作者（WP）更喜欢25~23G粗而坚硬的钝针，因此在进针之前，作者会在注射点注射一些局部麻醉剂。

（3）在注射前会进行CaHA稀释和混合，以避免混合物在注射前发生分离。

（4）使用23G或25G的钝针，以逆行方式注入均匀混合物。在手臂、腿部、腹部和臀部，建议采用多层注射法。首先，将钝针尽可能浅地刺入真皮浅层。钝针轻轻"刮擦"真皮下层，以最大限度地进行生物刺激。

第1层：用非惯用手拉伸皮肤，平行于皮肤

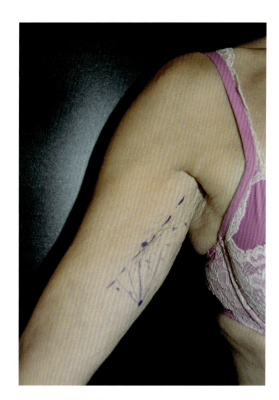

图29.1　以直立姿势标记治疗区域和注射点

刺入钝针，逆行注射极少量的均质混合物，"刮擦"真皮层（图29.2）。

第2层：以45°角轻轻刺入钝针，直到感觉到浅筋膜层的阻力；逆行注射，连接浅筋膜和真皮

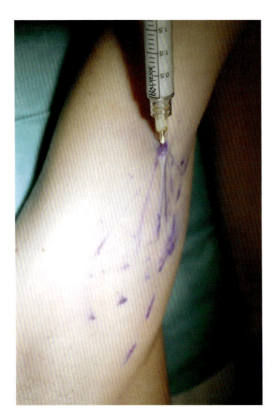

图 29.2　注射第 1 层。注意钝针尽可能浅地插入真皮浅层

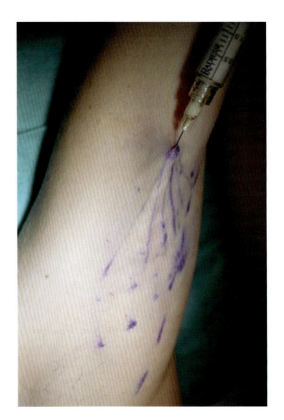

图 29.3　注射第 2 层。注意钝针以 45°角插入，推动钝针，直到可以感觉到浅筋膜层的阻力，然后以逆行方式注射 CaHA

结构（图 29.3）。

（5）注射一层薄薄的 CaHA，将浅筋膜层与真皮层连接起来。由于是在非常薄的皮肤上行浅层注射，加上产品稀释过度，可能会出现暂时性的表面不规则（图 29.4、图 29.5）。

上臂钝针技术

Jani Van Loghem

注射位置见图 29.6。

（1）对上臂（包括腋窝）进行消毒。

（2）标记需要治疗的区域。通常是一个椭圆形区域。

（3）每 100cm² 面积注射 1.5mL CaHA，通常注射量为 3mL。

（4）将 CaHA 稀释到 1∶1～1∶3（取决于皮肤松弛的严重程度），使用 25G、50mm 钝针或 22G、70mm 钝针。

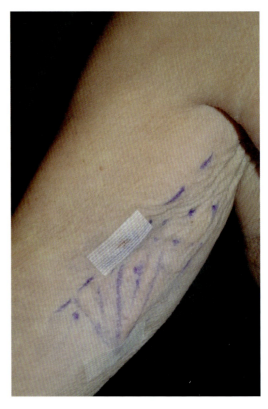

图 29.4　注射后皮肤表面暂时性不平整

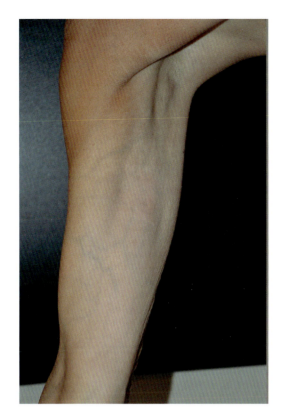

图 29.5　4 个月后的效果。皮肤看起来更紧致、更健康、更水润

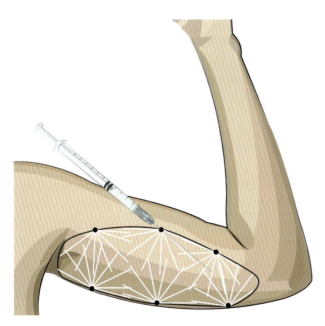

图 29.6　使用钝针技术在上臂注射稀释 CaHA 的示意图。白线表示稀释的 CaHA 在真皮与皮下交界处的逆行线条

（5）嘱患者平躺，让患者感觉舒适，便于注射。

（6）考虑弯曲钝针，以便于操作。

（7）沿注射方向拉伸皮肤，以控制钝针的正确深度。确保钝针位于真皮与皮下交界处（图 29.7）。

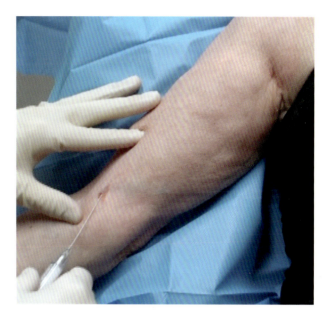

图 29.7　沿钝针方向拉伸皮肤并逆行注射

（8）每次退行性扇形缓慢注射 0.05 ~ 0.1mL。

（9）重复上述操作步骤，直到所有标记的皮肤上都有一层薄薄的稀释 CaHA。

上臂锐针技术

Jani Van Loghem

注射位置见图 29.8。

（1）对包括腋窝在内的上臂进行消毒；如上所述进行标记和定位。

（2）每 100cm^2 面积注射 1.5mL CaHA，通常注射量为 3mL。

（3）将 CaHA 以 1 : 3 的比例稀释，使用 27G 或 28G 的锐针。

（4）顺着注射方向拉伸皮肤，以控制正确的进针深度。确保锐针位于真皮与皮下层交界处。

（5）在平行逆行线状注射中每次逆行缓慢注射

153

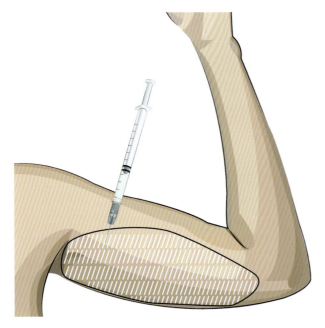

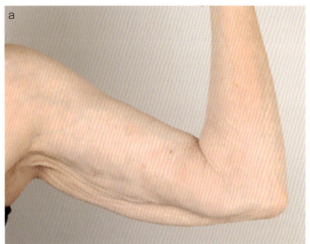

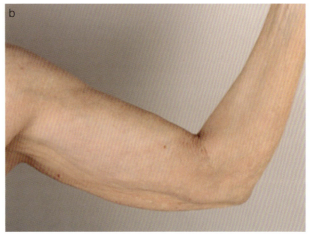

图 29.8　使用锐针技术在上臂注射稀释 CaHA 的示意图。白线表示稀释 CaHA 在真皮与皮下交界处的逆行线状线

约 0.05mL（图 29.9）。

（6）重复上述操作步骤，直到所有标记的皮肤上都有一层薄薄的稀释 CaHA。

另请参见图 29.10 和视频 29.1～视频 29.4。

图 29.10　每侧注射 3mL 1∶3 稀释 CaHA 治疗前（a）和治疗后 15 个月（b）

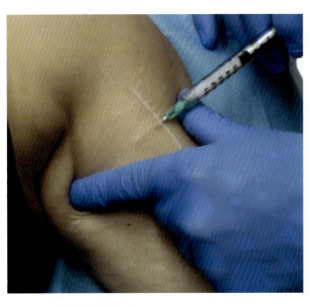

图 29.9　锐针平行逆行线

**视频 29.1
钝针技术
（Wouter Peeters）**

**视频 29.2
钝针技术
（Jani Van Loghem）**

**视频 29.3
锐针和钝针技术 1
（Jani Van Loghem）**

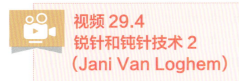

术后护理

当生理盐水被吸收后，皮肤不规则情况会在数小时内自动消退（图 29.11）。不建议在治疗后进行按摩或穿压力衣。建议使用维生素 K 软膏来加速瘀伤的吸收。临床症状的改善预计不会早于治疗后 3 个月。如有必要，届时可建议进行其他治疗。

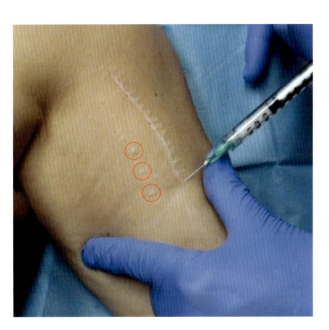

图 29.11 因注射产生的不规则现象通常会在数小时内消退。使用锐针技术治疗时，皮肤出现不规则现象的概率较高，持续时间可能较长，但也会自然消退

CaHA 通过新胶原生成作用刺激真皮重塑，从而使 I 型胶原逐渐取代 III 型胶原[1]。组织学检查显示，新胶原蛋白和弹性蛋白的最高沉积周期发生在注射后 4 个月左右，9 个月达到稳定。在 40 岁以下的患者中，新胶原蛋白和新弹性蛋白的生成非常旺盛，一次治疗就能在 4 个月内显著改善临床症状。在这种情况下，可建议在 24 ~ 36 个月后再次注射。对于 40 岁以上的患者，由于新胶原蛋白的生成过程较慢，建议在 4 个月后再次进行治疗，以加强真皮重塑。有时需要进行第 3 次治疗以达到最佳美容效果，之后每 12 ~ 18 个月进行一次维持注射。

CaHA 已被广泛用于面部年轻化和 HIV 相关性脂肪萎缩，并发症很少。如果使用所述稀释度的钝针逆行注射，发生不良反应的可能性极小。

附加治疗，以获得最佳效果

联合应用新胶原生成刺激技术（如微聚焦超声波、射频、激光、焕肤、锐针技术等）会改善治疗效果。

参考文献

[1] Yutskovskaya Y, Kogan E, and Leshunov E. A randomized, split-face, histomorphologic study comparing a volumetric calcium hydroxylapatite and a hyaluronic acid-based dermal filler. *J Drugs Dermatol* 2014;13:1047–1052.

四肢
手部年轻化

Tatjana Pavicic and Sebastian Cotofana

30

引言

手部和脸部一样能显示出一个人的年龄。是细纹、皱纹、光损伤和容量损失的综合体。在一项旨在确定手部年龄特征因素的问卷调查研究中，人们被要求查看未修改的女性手部照片，并估计女性的年龄段（20 岁以下、20～30 岁、30～40 岁等）[1]。结果发现，年轻手部的特征是丰满、无青筋、无皱纹，在大多数情况下，参与者都能准确估计出未经修改的照片中每位女性的年龄。因此，衰老的手部可能与年轻化的脸部外观相冲突。

激光和其他类似疗法可用于减少光损伤，消除细纹和皱纹。羟基磷灰石（CaHA，Radiesse® Merz North America，Inc.，Raleigh，NC，USA）等填充剂可用于解决容量损失问题，也有助于减少皱纹和细纹。本章将简要回顾手部解剖结构，以及使用 CaHA 填充手部的原理，然后讨论一种优化手部年轻化的新技术。

使用 CaHA 进行手部年轻化的理由

CaHA 具有多种特性，是填充手部的理想填充剂。在两步作用机制中，CaHA 微球首先通过其可溶性载体凝胶在注射部位分布，这也提供了即时的体积变化。随后，由微球诱导的成纤维细胞活化和新胶原生成过程将持续一段时间[2-4]。因此，注射 CaHA 带来的美学效果不仅仅是填充容量，还包括长期刺激患者自身胶原蛋白的生成，从而确保持久的矫正效果[5-6]。这些成分都是可生物降解的，最终会被患者自身的新陈代谢过程自然重新吸收。

此外，CaHA 还具有最佳的黏弹性平衡，使其能够产生变形，在注射时不会产生挤出力过大而无法成形的情况，它具有足够的弹性，可以提供持久的矫正效果，植入后能够抵抗外部压力[7]。这些特性使 CaHA 能够与组织融为一体，获得自然的外观和感觉。除了能补充失去的容量，CaHA 的不透明性还有助于掩盖静脉和肌腱的颜色，使其不那么明显。

根据一项随机对照试验的结果显示，CaHA 是目前唯一获得 FDA 批准用于手部填充的填充剂，该试验对 101 名患者进行了手背 CaHA 团块注射或无治疗[8]。对照组在 3 个月后进行交叉试验，所有受试者均接受了 6 个月的随访[8]。与对照组相比，接受过 CaHA 治疗的双手在统计学和临床上都有显著改善，患者和医生的满意度也很高，且无严重不良反应。在 6 个月和 12 个月时，使用有效的手部分级量表观察到经过 CaHA 治疗的手部有明显的改善，仅有轻微和短暂的不良反应[8-9]。另一项随机对照试验也证实了这一结果，该试验将 114 名患者按 3∶1 的比例随机分为 CaHA 治疗组和未治疗对照组。疗效由盲法研究人员使用有效的手部分级量表进行评估[10]。在接受 CaHA 治疗的受试者中，共有 75% 的受试者在 3 个月时（主要终点）的手部评分表上取得了 ≥ 1 分的改善（$P < 0.0001$），这种反应在 12 个月时基本保持不变。报告病情改善的受试者比例从 3 个月时的 98% 下降到 12 个月时的 86%。

手部解剖学

随着手部年轻化手术的需求不断增加，人们对手背进行了解剖学研究，以确定填充剂的最佳注射位置和最安全的注射技术[11-13]。根据对新鲜尸体手部的解剖和对健康手部的多普勒超声检查，发现最安全的填充层次是真皮层下表面的薄脂肪层，称为背浅层（图 30.1）[12]。由于没有主要静脉和感觉神经，因此在该平面注射与不良事件相关的可能性要小得多（图 30.1）。

与此相反，位于真皮和肌腱之间的筋膜平面有许多纤维间隔和血管，由于损伤神经血管和肌腱的风险更大，因此被认为是不合适的[12-13]。

最近对 220 人进行的一项回顾性研究提供了有关使用 CaHA 进行手部填充的最佳方法的更多信息。钝针的使用以及所选的注射技术（团块、钝针、近端至远端扇形注射、远端至近端单线注射）提高了安全性和治疗效果[12]。头两周有 32

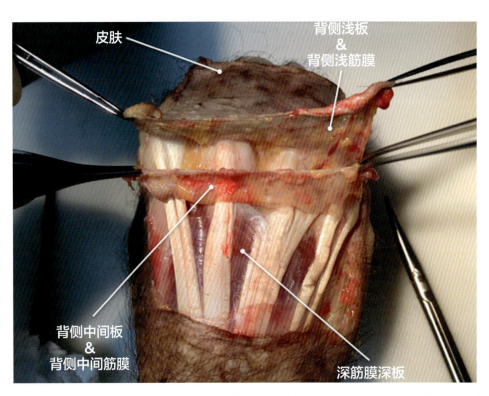

图 30.1 手部尸体研究说明了 CaHA 的注射平面——手背浅表层。这层薄薄的脂肪层没有重要的静脉和感觉神经，因此在这一平面注射不易发生不良反应

人（7.3% 的手）出现不良反应，主要与肿胀、疼痛和红斑相关。与钝针相比，使用锐针发生不良事件的风险更大（OR7.57，95%CI3.76～15.24；$P < 0.001$），而采用近端至远端扇形注射的不良事件概率最低（图 30.2、图 30.3）。

CaHA 手部注射技术

根据上述研究结果，作者（TP）提出了以下使用 CaHA 进行最佳手部年轻化的技术（图 30.4）。该技术基于 Lefebvre–Vilardebo 等[13] 所描述的皮肤刮擦线状注射技术，但只有一个进针点。

（1）患者的手经过清洁和消毒后，手掌朝下放在手术台上，下面铺上无菌布。

（2）使用 21G 的锐针为钝针做一个插入点。对于敏感的患者，可在插入点使用利多卡因和肾上腺素进行局部麻醉（图 30.5）。

（3）使用 22G 的钝针、硬质 70mm 钝针，采用从近端至远端（朝手指方向）的扇形注射技术（图 30.2），从这个单进针点注入用 0.9% 氯化钠和利多卡因混合物按 1:1 稀释的 CaHA。每只手共注射 1.5mL（即 1.5mL 容量，但 0.75mL CaHA）。

（4）斜面朝上，钝针沿着真皮底部刮动，如果遇到阻力则旋转。应避免皮肤张开，因为这也会抬起下层结构。

（5）使用退行性扇形技术，以逆行和顺行的方

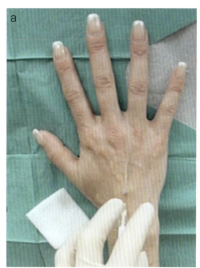
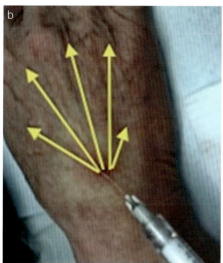
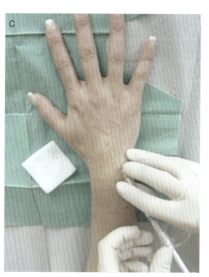

图 30.2　a～c. 使用 22G 的钝针、硬质 70mm 钝针，采用从近端至远端的扇形注射技术，将 CaHA 从单个进针点注入手背皮下（0.2～0.9mm）(Image courtesy of Sebastian Cotofana, MD)

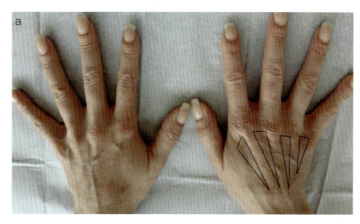
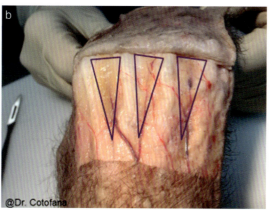

图 30.3　a、b. 在腱带之间注射一系列三角形的 CaHA，三角形尖端位于近端，基部位于远端。注意掌内脂肪分布

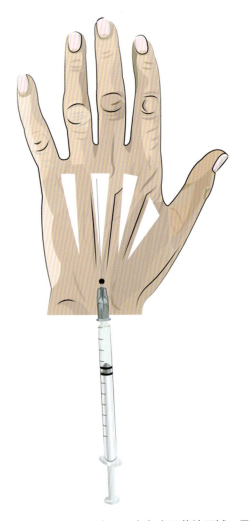

式在腱带之间注射一系列三角形的 CaHA，三角形尖端位于近端，底部位于远端（**图 30.3**）。

（6）轻轻按摩患者的手部，以确保均匀分布。

另见**图 30.6** 和视频 30.1 和视频 30.2。

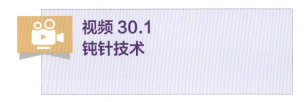

视频 30.1
钝针技术

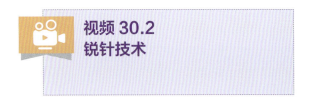

视频 30.2
锐针技术

根据已发表的研究结果[9, 14]，应建议患者在治疗后 1 周内避免从事园艺或洗碗等活动，以防钝针插入处感染。作者（TP）不建议在手指上注射 CaHA，因为反复运动会导致 CaHA 积聚在指关节上形成结节。建议在 8 周后进行随访，以确定是否需要进行第 2 次治疗。大多数人的疗效可持续 12 个月。

在已发表的研究中，不良反应很少且持续时间短，主要包括瘀伤、红斑和水肿[8-9, 12, 14-15]。采用

图 30.4 手背年轻化示意图。白色表示萎缩区域，是皮下 CaHA 的治疗部位

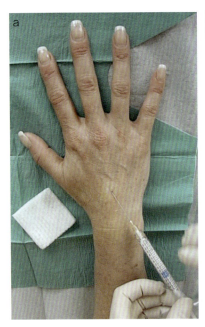

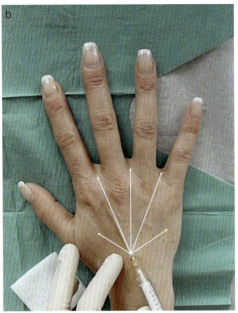

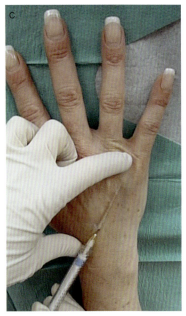

图 30.5 使用 22G、70mm 钝针对手背进行治疗时，单个进针点就足够了。a. 钝针在紧贴皮下的位置刺入；b. 箭头指示逆行线的方向；c. 用非惯用手拉伸皮肤，以便停留在正确的解剖层

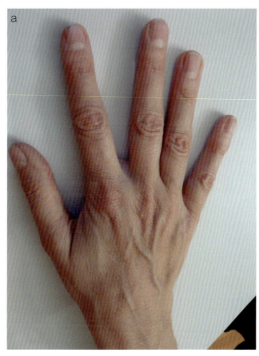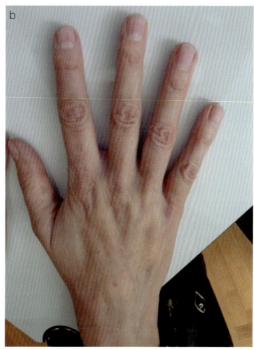

图 30.6 用 1.5mL CaHA 治疗手背前和治疗后（Courtesy Dr. Tatjana Pavicic）

近端至远端扇形注射技术，这些不良反应可能会进一步减少。

参考文献

[1] Bains RD, Thorpe H, and Southern S. Hand aging: Patients' opinions. *Plast Reconstr Surg* 2006;117(7):2212–2218.

[2] Berlin AL, Hussain M, and Goldberg DJ. Calcium hydroxylapatite filler for facial rejuvenation: A histologic and immunohistochemical analysis. *Dermatol Surg*. 2008;34(Suppl 1):S64–67.

[3] Coleman KM, Voigts R, DeVore DP, Termin P, and Coleman WP 3rd. Neocollagenesis after injection of calcium hydroxylapatite composition in a canine model. *Dermatol Surg*. 2008;34(Suppl 1):S53–55.

[4] Marmur ES, Phelps R, and Goldberg DJ. Clinical, histologic, and electron microscopic findings after injection of a calcium hydroxylapatite filler. *J Cosmet Laser Ther*. 2004;6: 223–226.

[5] Yutskovskaya Y, Kogan E, and Leshunov E. A randomized, split-face, histomorphologic study comparing a volumetric calcium hydroxylapatite and a hyaluronic acid–based dermal filler. *J Drugs Dermatol* 2014;13:1047–1052.

[6] Yutskovskaya YA, and Kogan EA. Improved Neocollagenesis and skin mechanical properties after injection of diluted calcium Hydroxylapatite in the Neck and Décolletage:A Pilot Study. *J Drugs Dermatol*. 2017;16(1):68–74.

[7] Sundaram H, Voigts B, Beer K, and Meland M. Comparison of the rheological properties of viscosity and elasticity in two categories of soft tissue fillers: Calcium hydroxyapatite and hyaluronic acid. *Dermatol Surg* 2010;36:1859–1865.

[8] Busso M, Moers–Carpi M, Storck R, Ogilvie P, and Ogilvie A. Multicenter, randomized trial assessing the effectiveness and safety of calcium hydroxylapatite for hand rejuvenation. *Dermatol Surg* 2010;36(Suppl 1):790–797.

[9] Goldman MP, Moradi A, Gold MH, Friedmann DP, Alizadeh K, Adelglass JM, and Katz BE. Calcium Hydroxylapatite Dermal Filler for Treatment of Dorsal Hand Volume Loss: Results From a 12–Month, Multicenter, Randomized, Blinded Trial. *Dermatol Surg*. 2017 May 25.

[10] Cohen JL, Carruthers A, Jones DH, Narurkar VA, Wong M, Cheskin LN, Trout JR, and Howell DJ. A randomized, blinded study to validate the Merz Hand Grading Scale for use in live assessments. *Dermatol Surg*. 2015;41(Suppl 1):S384–388.

[11] Bidic SM, Hatef DA, and Rohrich RJ. Dorsal hand anatomy relevant to volumetric rejuvenation. *Plast Reconstr Surg*. 2010;126(1):163–168.

[12] Konstantin F, Casabona G, Braz Vierea A, Koban K, Targosinski S, Erlbacher K, Schenck LT, Pavicic T, and Cotofana S. The anatomy behind adverse events in hand volumizing procedures – retrospective evaluations of 11 years of experience. *Plast Reconstr Surg*. 2018 May;141(5):650e–662e.

[13] Lefebvre–Vilardebo M, Trevidic P, Moradi A, Busso M, Sutton AB, and Bucay VW. Hand: Clinical anatomy and regional approaches with injectable fillers. *Plast Reconstr Surg*. 2015;136(5 Suppl):258S–275S.

[14] Sadick NS. A 52–week study of safety and efficacy of

calcium hydroxylapatite for rejuvenation of the aging hand. *J Drugs Dermatol*. 2011 Jan;10(1):47–51.

[15] Muti GF, Astolfi G, Renzi M, and Rovatti PP. Calcium hydroxylapatite for augmentation of face and hands: A retrospective analysis in Italian subjects. *J Drugs Dermatol*. 2015 Sep;14(9):948–54.Video 30.2 Sharp needle technique.

四肢
改善肘部皮肤质量

Jani Van Loghem

31

引言

在衰老过程中，皮肤会失去胶原蛋白和弹性纤维，内在和外在因素都会影响肘部皮肤的老化。由于肘部皮肤经常处于持续拉伸（通过弯曲手臂），因此皮肤厚度明显高于上臂皮肤。在肘部，胶原纤维的断裂会导致产生明显的皱纹。

尽管吸脂术可用于去除上臂多余的脂肪组织，而肱骨整形术则旨在去除大量减肥后多余的松弛皮肤[1-3]，但这些治疗方法并不针对皮肤质量的变化。注射稀释 CaHA 是一种有效的非手术疗法，能显著增强皮肤的强度和弹性，从而减少皮肤松弛，改善肘部外观[4]。

解剖学高风险区

注射应尽可能靠近真皮层，即紧贴真皮下层。这样很容易避开肱动脉的分支。

循序渐进的技术

注射位置见图 31.1。

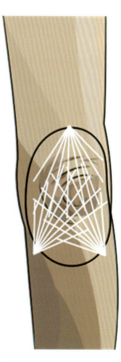

图 31.1　使用钝针技术在肘部注射稀释 CaHA 的示意图。白线表示稀释 CaHA 在皮下的逆行线性穿刺

肘部钝针技术

（1）对治疗区域进行消毒。

（2）标记治疗区域（圆形或方形）和皮肤褶皱的方向。

（3）标记注射点。最好从圆形/方形的不同侧面标出 3~4 个点。

（4）将 CaHA 与利多卡因和生理盐水混合，将 CaHA 稀释到 1∶0.5~1∶3 之间（取决于皮肤松弛的严重程度）。

（5）使用长 22G 钝针（50mm 或 70mm）和 21G 锐针。

（6）如有必要，可在进针口处注射少量肾上腺化利多卡因麻醉剂。

（7）用 21G 的锐针刺入注射点的皮肤。

（8）插入 22G 钝针。

（9）顺着钝针方向拉伸皮肤，以控制钝针的正确深度。确保钝针停留在紧贴皮下的位置。

（10）如有需要，可将钝针弯曲，斜面朝上，以便于进行浅层注射。

（11）以退行性扇形技术从每个注射点注射 CaHA（图 31.2）。

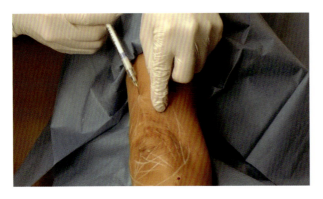

图 31.2　在第 1 个进针点插入 22G、50mm 的钝针，并在紧贴皮下的位置推进。使用退行性扇形技术注射数根线状材料

（12）每次逆行注射时，缓慢注射 0.05~0.1mL。

（13）重复上述操作步骤，直到整个治疗区都有一层薄薄的稀释 CaHA（图 31.3、图 31.4）。

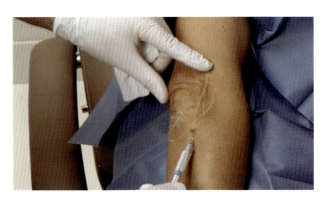

图 31.3　从第 2 个进针点插入钝针

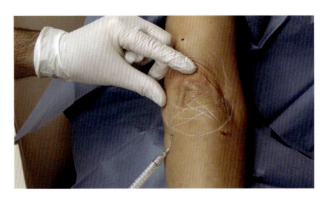

图 31.4　从第 3 个进针点插入钝针

（14）如果发现明显的不规则现象，应按摩整个区域，以确保产品分布均匀。

另请参见图 31.5 和视频 31.1。

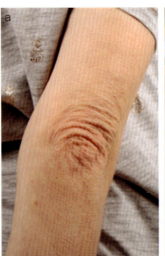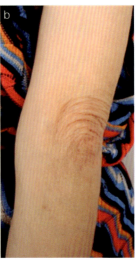

图 31.5　治疗前（a）和治疗后 3 个月（b）每侧 1.5mL CaHA，用 0.5mL 1% 利多卡因和 1mL 生理盐水稀释

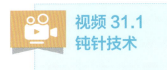

视频 31.1
钝针技术

术后护理

术后可能会出现肿胀，但会自行消退。术后无须特殊护理，只需保持切口清洁，以防感染。

附加治疗，以获得最佳效果

松弛更严重或皮肤更厚的患者可能需要联合使用其他紧肤设备（如射频、可视化微聚焦超声波、微针等）进行综合治疗，以获得最佳效果。

参考文献

[1] Hurwitz DJ, and Holland SW. The L brachioplasty: An innovative approach to correct excess tissue of the upper arm, axilla, and lateral chest. *Plast Reconstr Surg* 2006;117:403–411.

[2] Hurwitz DJ, and Neavin T. L brachioplasty correction of excess tissue of the upper arm, axilla, and lateral chest. *Clin Plast Surg* 2008;35:131–409.

[3] Hurwitz DJ, and Jerrod K. L–brachioplasty: An adaptable technique for moderate to severe excess skin and fat of the arms. *Aesthet Surg J* 2010;30:620–629.

[4] Goldie K, Peeters W, Alghoul M et al. Global consensus guidelines for the injection of diluted and hyperdiluted calcium hydroxylapatite for skin tightening. *Dermatol Surg* 2018;44:S32–S41.

四肢
改善上肢皮肤质量

Jani Van Loghem and Pieter Siebenga

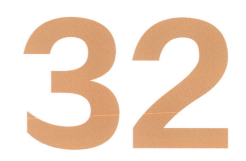

引言

随着年龄的增长，上肢皮肤的纤维结构会发生变化，导致皮肤失去紧致度。这种胶原蛋白和弹性纤维的流失，以及脂肪分布的变化，可能会导致不理想的皱纹和皮肤下垂或松弛。80%～90%的女性会在一生中的某个阶段出现一定程度的皮肤松弛、皱纹和（或）橘皮样组织[1-4]。这些皮肤变化通常可归因于青春期、体重突变和（或）怀孕，并可能对生活质量产生负面影响[5]。用于治疗上肢前部和后部的超稀释CaHA主要用于改善皮肤松弛以及"橘皮样"组织和皱纹的外观。CaHA有助于增强皮肤的强度和弹性，减少皮肤松弛[5-7]。

萎缩纹

四肢的萎缩纹通常被认为是不美观的。它是表皮萎缩和真表皮交界消失导致的一种真皮瘢痕[8]。妊娠期（43%～88%）、青春期（6%～86%）和肥胖期（43%）[9]容易出现萎缩纹，其确切的病因尚

不确定，但可以推测，激素变化导致的胶原蛋白结构变化是致病因素。CaHA可以改善条纹的外观。它的目的是用稀释的CaHA填充条纹，从而提高美观度。Casabona等的研究表明，结合CaHA、微针和局部抗坏血酸治疗条纹效果显著[4]。

解剖学高风险区

注射应尽可能靠近真皮层，即真皮与皮下层交界处。应避免静脉曲张，以防止出现大面积和可能长期存在的瘀斑。

分步骤治疗

上肢锐针技术

注射位置见图32.1。

（1）对上肢进行消毒。

（2）标记皮肤纹路/皱纹的方向（图32.2）。

（3）将CaHA稀释到1∶1～1∶3之间（取决于皮肤松弛的严重程度）。

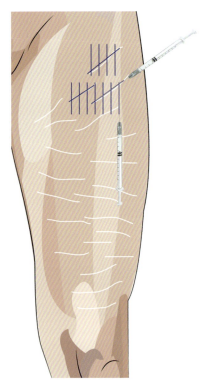

图 32.1　使用锐针技术在上肢注射稀释 CaHA 的示意图。白线表示皱纹的方向，蓝线表示稀释 CaHA 在真皮与皮下交界处的逆行线状线

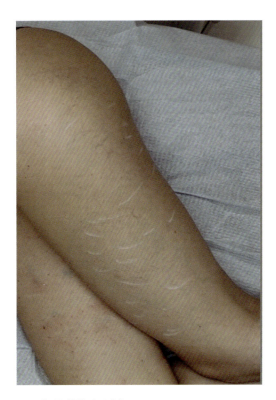

图 32.2　标记待治疗区域

（4）使用 38mm、27G 锐针。

（5）顺着注射方向拉伸皮肤，以控制正确的进针深度。确保锐针位于真皮与皮下层交界处。

（6）沿着皮肤纹路 / 皱纹的方向注射 CaHA，并垂直于皱纹进行多次交叉注射（图 32.3）。

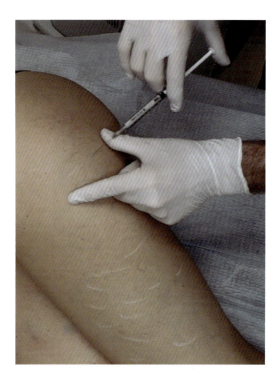

图 32.3　顺着进针方向拉伸皮肤，逆行注射

（7）每次逆行注射时，缓慢注射 0.05 ~ 0.1mL（图 32.4）。

（8）重复上述操作步骤，直到所有有标记的皮肤上都有一层薄薄的稀释 CaHA。

另见视频 32.1。

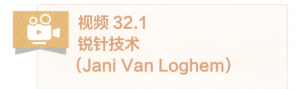

视频 32.1
锐针技术
（Jani Van Loghem）

术后护理

建议在注射后用力按摩，以确保产品分布均匀。静脉曲张患者可能会出现大面积瘀伤。

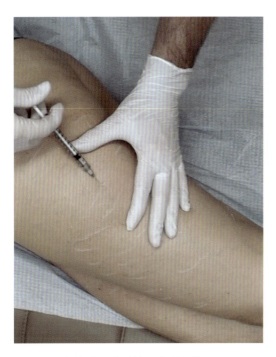

图 32.4 用于额外收紧皮肤的垂直逆行线

附加治疗，以获得最佳效果

皮肤松弛较严重的患者可能需要联合使用其他紧肤设备（如射频、可视化微聚焦超声波、微针等）进行综合治疗，以获得最佳效果。

参考文献

[1] Goldie K, Peeters W, Alghoul M et al. Global consensus guidelines for the injection of diluted and hyperdiluted calcium hydroxylapatite for skin tightening. *Dermatol Surg* 2018;44:S32–S41.

[2] Luebberding S, Krueger N, and Sadick NS. Cellulite: An evidence– based review. *Am J Clin Dermatol* 2015;16:243–256.

[3] Barankin B, Silver SG, and Carruthers A. The skin in pregnancy. *J Cutan Med Surg* 2002;6:236–240.

[4] Elsaie ML, Baumann LS, and Elsaaiee LT. Striae distensae (stretch marks) and different modalities of therapy: An update. *Dermatol Surg* 2009;35:563–573.

[5] Cogorno Wasylkowski V. Body vectoring technique with Radiesse for tightening of the abdomen, thighs, and brachial zone. *Clin Cosmet Investig Dermatol* 2015;8:267–273.

[6] Casabona G, and Pereira G. Microfocused Ultrasound with Visualization and Calcium Hydroxylapatite for Improving Skin Laxity and Cellulite Appearance. *Plast Reconstr Surg Glob Open*. 2017 Jul 25;5(7):e1388.

[7] Singh G, and Kumar LP. Striae distensae. *Indian J Dermatol Venereol Leprol*. 2005;71:370–372.

[8] Oakley AM, and Patel BC. *Stretch Marks (Striae)*. StatPearls. Treasure Island (FL): StatPearls Publishing, 2018–.2018 Dec 28.

[9] Casabona G, and Marchese P. Calcium hydroxylapatite combined with microneedling and ascorbic acid is effective for treating stretch marks. *Plast Reconstr Surg Glob Open*. 2017 Sep 26;5(9):e1474.

四肢
腓肠肌填充

Jani Van Loghem and Pieter Siebenga

33

引言

对腿部曲线、形状和连续性的评估表明，所有迷人的腿都有一个共同点[1]。从膝盖到脚踝的曲线分布和发展的对称性，以及垂线的平直性是决定美腿的重要特征[1]。小腿的形状由比目鱼肌和腓肠肌的发育、胸骨的长度和方向，以及皮下脂肪的分布决定。由于疾病（如小儿麻痹症或外伤）或先天性残疾（如胫骨扭转、扁平足或膝外翻）导致的畸形、不对称和（或）萎缩，可成为腓肠肌填充美容的理由[2-4]。随着人们对微创治疗的需求不断增加，通过注射CaHA进行腓肠肌填充也越来越受欢迎。注射CaHA可以增加小腿的体积，重塑小腿的轮廓。其他治疗方法包括硅胶植入、自体脂肪移植和透明质酸注射[2, 5-9]。

解剖学高风险区

肌肉注射可能会导致室间隔综合征。不过，如果停留在正确的皮下平面，风险可以忽略不计。

循序渐进的技术

钝针技术

（1）让患者站立，标记治疗区，要求患者用脚尖站立，以便更好地进行评估。咨询患者他/她认为哪些部位需要填充。

（2）彻底消毒治疗区。在整个治疗过程中持续消毒。还要对脚部进行消毒，以避免治疗过程中可能对钝针造成的污染。

（3）标记肌肉的最大投影点（图33.1）。

（4）麻醉并在预定位置制备进针孔（图33.2）。

（5）注射CaHA前可考虑浸润利多卡因。

（6）使用标准稀释CaHA（0.3mL利多卡因/1.5mL CaHA）。

（7）以扇形技术注射CaHA，每条逆行线状线注射量为0.05～0.1mL。可使用25G/50G钝针。

（8）保持在皮下平面。稍微弯曲钝针，使其更容易保持针尖指向表层（图33.3）。避免肌肉内注射可能导致的室间隔综合征。

（9）牢记软组织顶点。在此最大突起点需要注射较多的产品（在扇形技术中或必要时额外注射）（图33.4）。

171

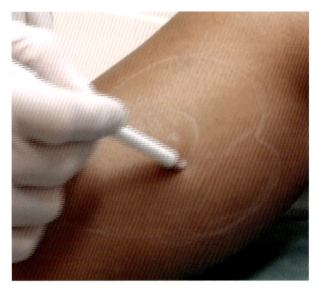

图 33.1　标出需要治疗的区域，以增加突出或减少扁平。标记肌肉顶端是为了增加突出度

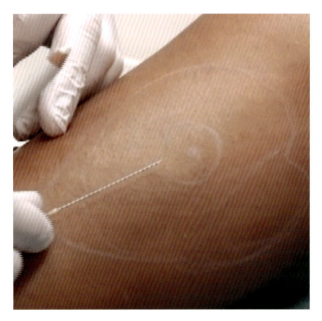

图 33.2　确定进针孔位置。记住钝针的长度，钝针的顶端必须能够到达顶点的中心

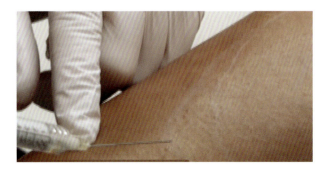

图 33.3　弯曲钝针，以便使其更容易进入正确的解剖平面

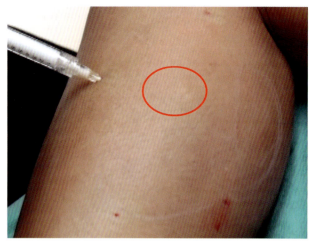

图 33.4　在顶点注射额外的产品，使该区域的投影最大化。红圈表示顶点

（10）治疗结束后，按摩使产品分布均匀。见视频 33.1。

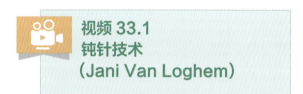

视频 33.1
钝针技术
（Jani Van Loghem）

参考文献

[1] Benslimane F. The Benslimane's Artistic Model for Leg Beauty. *Aesthetic Plast Surg* 2012 Aug;36(4):803–812.

[2] Pereira LH, Nicaretta B, and Sterodimas A. Bilateral calf augmentation for aesthetic purposes. *Aesthetic Plast Surg* 2012 Apr;36(2):295–302.

[3] Carlsen LN. Calf augmentation––a preliminary report. *Ann Plast Surg* 1979 Jun;2(6):508–510.

[4] Gutstein RA. Augmentation of the lower leg: A new combined calf–tibial implant. *Plast Reconstr Surg* 2006 Mar;117(3):817–826; discussion 827.

[5] Melita D, and Innocenti A. Surgical calf augmentation techniques: Personal experience, literature review and analysis of complications. *Aesthetic Plast Surg* 2019 Aug;43(4):973–979.

[6] Hedén P, Sellman G, von Wachenfeldt M, Olenius M, and Fagrell D. Body shaping and volume restoration: The role of hyaluronic acid. *Aesthetic Plast Surg* 2009 May;33(3):274–282.

[7] Niechajev I, and Krag C. Calf augmentation and restoration: Long–Term results and the review of the reported complications. *Aesthetic Plast Surg* 2017 Oct;41(5):1115–1131.

[8] Mundinger GS, and Vogel JE. Calf Augmentation and

Reshaping with Autologous Fat Grafting. *Aesthet Surg J* 2016 Feb;36(2):211–220.

[9] Andjelkov K, Sforza M, Husein R, Atanasijevic TC, and Popovic VM. Safety and efficacy of subfascial calf augmentation. *Plast Reconstr Surg* 2017 Mar;139(3):657e–669e.

四肢
足部年轻化

Jani Van Loghem and Pieter Siebenga

34

引言

　　脚可能是人体最复杂的部位之一。它包含 26 块骨头、33 个关节，以及 100 多条肌腱、肌肉和韧带。足部负责运动，并确保身体重量在两条腿上的平衡。皮肤保护内部结构免受损伤和感染。由于衰老，这些结构发生萎缩导致体积缩小，主要是肌肉和脂肪的体积缩小，进而导致皮肤松弛，静脉、肌腱和骨骼更加突出。这种"骷髅般的"外观被认为不美观。使用 CaHA 进行治疗后，皮肤会变得光滑、柔软、焕然一新。它能增加皮肤厚度，减少血管的出现（图 34.1）。

解剖学高风险区

　　如果在真皮层和浅筋膜之间的正确解剖层次进行注射，并发症的风险很低。不过，静脉附着在浅筋膜上，因此为了避免大面积瘀伤，注射时应注意避开静脉。

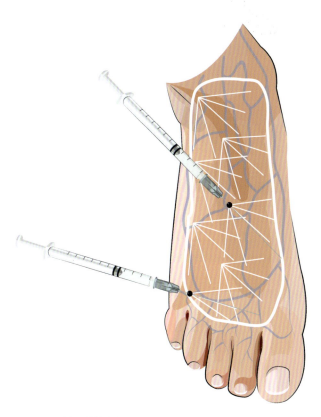

图 34.1　使用钝针在足背注射稀释 CaHA 的示意图。白线表示稀释 CaHA 在真皮与皮下层交界处的逆行线状线；粗白线表示标记的注射区域

循序渐进的技术

足部年轻化钝针技术

（1）脚部消毒。

（2）标记治疗区（图 34.2）。

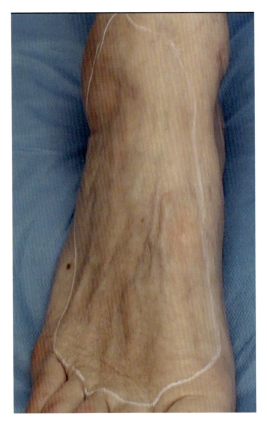

图 34.2　在足背上标记治疗区

（3）麻醉进针点，并用正确的锐针（23G 锐针用于 25G 钝针，或 21G 锐针用于 22G 钝针）预穿孔。

（4）将 CaHA 以 1 ∶ 3 的比例进行稀释。共需 1 ~ 1.5 支注射器。

（5）注射应在皮下进行。停留在血管上方的浅筋膜上方。在浅筋膜上方注射 CaHA 可以隐藏静脉，这也是美学目标之一（图 34.3）。

（6）在斜面向上的情况下，使用扇形技术逆行注射每条线条，注射剂量为 0.05 ~ 0.1mL。

（7）重复操作，直到标记的治疗区全部治疗完

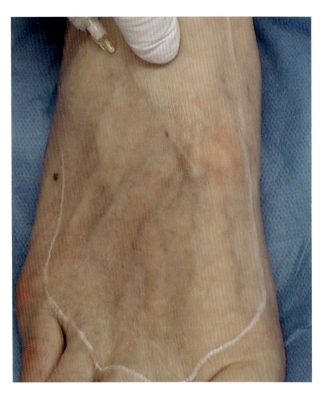

图 34.3　注射保持在浅筋膜之上很重要，这样可以避免血管穿孔或对下层结构（骨骼、关节、韧带等）造成损伤。此外，它还能覆盖静脉，使效果更美观

毕。从足背外侧部位进入，将钝针推进到足背中部，这样更容易进入，也能在正确的解剖平面上更理想地控制钝针。水分离可以分离真皮和筋膜，避免注射不慎损伤血管（图 34.4 和视频 34.1）。

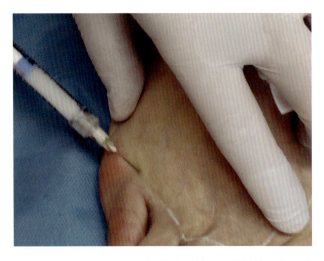

图 34.4　侧向入路可以更好地控制钝针，使其停留在正确的解剖层次

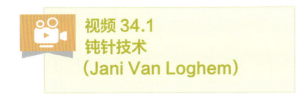

视频 34.1
钝针技术
(Jani Van Loghem)

术后护理

当患者穿袜子时，盖住进针口处以防感染。

私密区域
大阴唇和阴阜

Jani Van Loghem, Job Thuis, and Pieter Siebenga

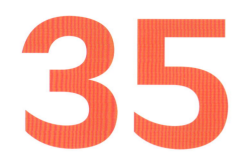

引言

女性生殖器部位的整形手术越来越受欢迎。据美国美容整形外科学会报道，2015 年共进行了 8745 例阴唇整形手术，比 2014 年增加了 15%[1]。与身体其他部位一样，生殖器部位也会发生与年龄相关的变化。皮下脂肪的流失以及阴阜和大阴唇真皮层胶原蛋白和弹性蛋白的流失会导致皮肤松弛和皱纹增加，使其呈现衰老的外观[2-3]。皮肤厚度和血管受更年期激素变化的影响[4]，随着雌激素水平的降低，皮肤的厚度和血管都会减少。此外，小阴唇和大阴唇的比例也会发生变化，与大阴唇相比，小阴唇更为突出[2]。这些变化不仅影响生殖器部位的美观，还可能影响女性的自尊（即因对自己的外貌缺乏安全感而导致性生活中断）[5-6]。

女性生殖器填充术没有统一的方法，但大多数手术的目的是使生殖器区域的外部外观年轻化。有一份关于使用 CaHA 使阴阜和大阴唇年轻化的病例报告显示，在这一区域注射超稀释的 CaHA 可以达到紧致皮肤的效果[7]。

解剖学高风险区域

图 35.1 展示了可能存在的解剖学危险，如阴唇浅表血管和阴唇后动脉。

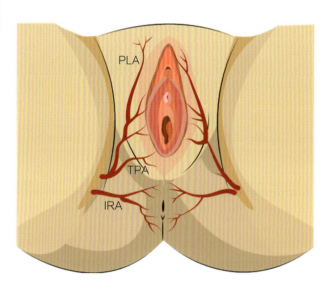

图 35.1   危险区包括阴唇血管，如阴唇后动脉（PLA）、会阴横动脉（TPA）和直肠下动脉（IRA）

大阴唇和阴阜年轻化钝针技术

注射位置见图 35.2。

（1）对治疗区域进行消毒并做标记。

（2）用最多 0.6mL 含肾上腺素的利多卡因稀释 1.5mL CaHA，使产品易于扩散到组织，但仍能保持容量。

（3）麻醉并用 21G 的锐针刺入 3 个进针点：

每个大阴唇做 1 个进针点，耻骨中线做 1 个进针点（**图 35.3**、**图 35.4**）。

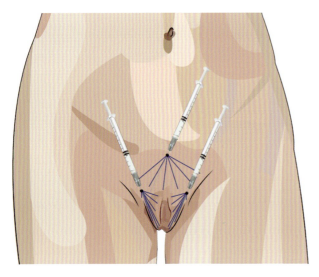

图 35.2 稀释 CaHA 的示意图。蓝色线条表示稀释 CaHA 的逆行线状注射

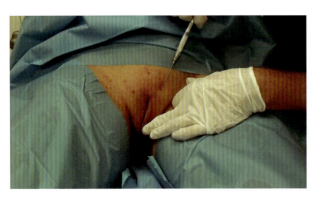

图 35.3 大阴唇进针点：每侧半支

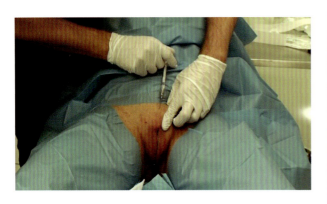

图 35.4 阴阜：每侧半支

（4）使用 22G、70mm 钝针，在真皮与皮下层交界处以逆行线状注射 CaHA。阴唇每侧使用半个注射器。

（5）只治疗大阴唇前部。如果同时治疗大阴唇后部，产品移至最低点的风险就会增加。这会导致外观不美。

附加治疗，以获得最佳效果

治疗可与透明质酸填充剂或自体脂肪注射相结合，以填充女性生殖器区域。女性生殖器整形 / 美容手术，包括阴唇整形术、阴蒂头缩小术、阴道整形术和会阴整形术，可让患者出于个人、美容、功能或性方面的原因而改变生殖器外观。色素沉着部位对 TCA 脱皮疗法或激光反应良好。注射 CaHA 后观察到的皮肤质量可能会在使用焕肤或激光后得到进一步改善。

另见**图 35.5** 和**视频 35.1**。

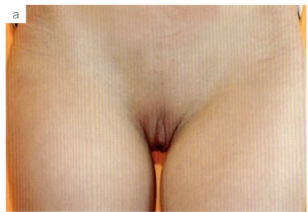

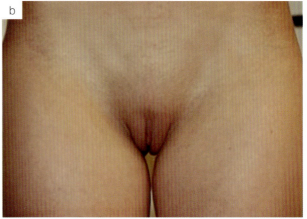

图 35.5 在大阴唇注射 6mL CaHA 3 个月之前（a）和之后（b）(from van Loghem JA. Use of Calcium Hydroxylapatite for Augmentation of the Labia Majora and Mons Pubis. SRL Dermatol Clin Res. 2017;2(1): 010‑013, with permission)

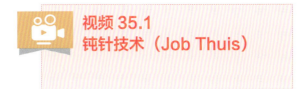

视频 35.1
钝针技术（Job Thuis）

参考文献

[1] Friedmann DP, Vick GL, and Mishra V. Cellulite: A review with a focus on subcision. *Clin Cosmet Investig Dermatol.* 2017 Jan 7;10:17–23.

[2] Emanuele E. Cellulite: Advances in treatment: Facts and controversies. *Clin Dermatol* 2013;31(6):725–730.

[3] Avram MM. Cellulite: A review of its physiology and treatment. *J Cosmet Laser Ther* 2004;6(4):181–185.

[4] Piérard GE. Commentary on cellulite: Skin mechanobiology and the waist–to–hip ratio. *J Cosmet Dermatol* 2005;4(3):151–152.

[5] Casabona G, Pereira G. Microfocused ultrasound with visualization and calcium hydroxylapatite for improving skin laxity and cellulite appearance. *Plast Reconstr Surg Glob Open* 2017 Jul 25;5(7):e1388.

[6] Goldie K, Peeters W, Alghoul M, Butterwick K, Casabona G et al. Global consensus guidelines for the injection of diluted and hyperdiluted calcium hydroxylapatite for skin tightening. *Dermatol Surg* 2018 Nov;44(Suppl 1):S32–S41.

[7] Van Loghem JAJ. Use of calcium hydroxylapatite for augmentation of the labia majora and mons pubis. *SRL Dermatol Clin Res.* 2017;2(1): 10–13.

私密区域
G 点填充

Jani Van Loghem

36

在一首 7 世纪的诗歌 *Kamasutra* 中提到了我们现在所知的格拉芬伯格点（Grafenberg 点，G 点）。有可靠的证据表明，在过去的 2000 年中，G 点和射精在不同的文化中被发现和描述，随后又被遗忘[1]。研究表明，尿道阴道间隙（阴道和尿道之间的间隙）的厚度与能否达到阴道高潮有直接关系[2]。G 点是一个带有滋养血管的腺体状区域。G 点的容量取决于女性达到阴道 G 点高潮的能力。一项研究表明，能达到 G 点高潮的女性的 G 点平均长度为 19mm，平均体积为 0.59mL。无法达到 G 点高潮的女性的 G 点平均长度为 17mm，平均容量为 0.26mL。体积还与血清雄激素和性交后的时间有关[3]。在这里，我们展示了一种使用 CaHA 增加 G 点体积的技术。由于这是一种非适应证治疗，建议医生附上一些额外的医疗文书，不仅包括知情同意书和医疗问卷，还包括经过验证的女性性功能指数（FSFI）问卷。建议在术前、术中和术后始终有一名助手在场。禁忌证包括怀孕、妇科或精神疾病、性功能障碍（女性性反应周期问题：唤醒、停滞、高潮、解决）、人际关系问题或情感 / 心理问题，或性传播疾病。

解剖学风险

由于误注入静脉血管中可能会导致肺栓塞，因此必须注意不要注射大剂量团块[4]。建议在逆行线状注射中最多注射 0.1mL。解剖学危险区包括阴道动脉、子宫动脉和阴道静脉丛。

锐针技术填充 G 点

图 36.1 展示了锐针的位置。

（1）患者应排空膀胱。

（2）将患者放在妇科椅上。

（3）要求患者用手指找到自己的 G 点（应在距阴道口约 5cm 处）。

（4）在她的手指上标记出内侧的点，然后测量到指尖的距离。这就是 G 点与阴道口的距离（图 36.2）。

（5）当患者不知道自己 G 点的位置时，将一只戴手套的手指伸入阴道，然后将食指向下移动到阴道前壁。

（6）要求患者在感觉到有尿意时说"是"。用记号笔在手套上标记手指在阴道口的位置，然后测量到指尖的距离。这就是到 G 点的位置。对于其

183

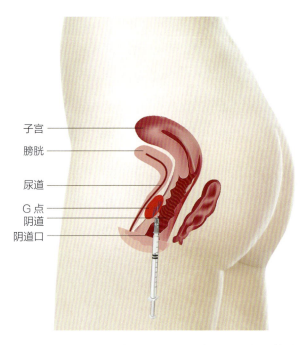

图 36.1 用于填充 G 点的 CaHA 示意图。红色区域表示目标区域（距离内口约为 5cm，长度约为 18mm）。蓝线表示 CaHA 的逆行线性螺纹

（子宫、膀胱、尿道、G 点、阴道、阴道口）

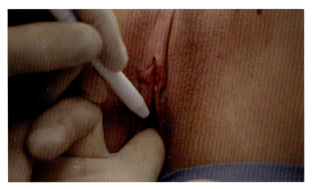

图 36.2 标出从阴道口到 G 点的距离

他在数次刺激下没有尿意的患者，可以假设距离为 5cm。

（7）如果有条件，可在 G 点位置（即从阴道口开始测量的距离）对尿道阴道间隙（阴道前壁与尿道之间的距离）进行阴道内超声测量。这可以与治疗后的测量结果进行比较。

（8）将鸭嘴钳（润滑后的）放入阴道。不要旋转，因为前壁应保持开放，以便注射和固定鸭嘴钳（图 36.3）。

（9）将戴有标记手套的手指插入阴道口。按压阴道前壁，询问患者位置是否正确。用标记笔在黏膜上标出 G 点的位置。

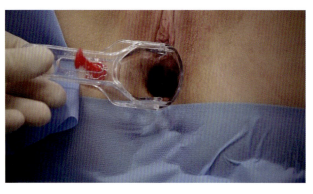

图 36.3 在不旋转的情况下插入鸭嘴钳

（10）用氯己定（不含酒精）消毒，以防刺痛。

（11）可选择使用无菌利多卡因凝胶进行局部麻醉 5min。

（12）向 G 点注射 1mL 1% 利多卡因和用碳酸氢盐中和的 1：200000 肾上腺素。缓慢注射以防止疼痛（图 36.4）。

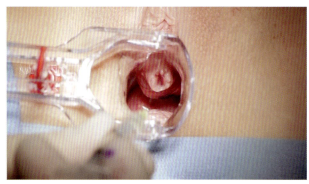

图 36.4 前壁做标记作为注射利多卡因的目标点

（13）使用 27G 或 25G、20mm 的锐针，稍稍弯曲以方便注射。

（14）将 0.5～1mL 标准稀释 CaHA（每 1.5mL CaHA 注射器中含 0.3mL 利多卡因）注射到黏膜下空间中。采用锐针技术，用 0.05～0.1mL CaHA 以线性技术在黏膜下间隙进行缓慢注射，并在标记区域的长度上中线缓慢进行退行性扇形注射（图 36.5）。

（15）确保严格停留在黏膜下，避免损伤尿道和膀胱。

（16）注射后，可进行第 2 次阴道内超声检查，以检查尿道和阴道厚度的增加情况。

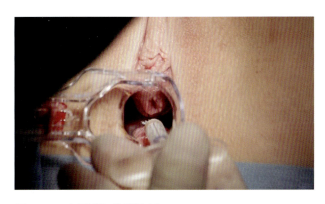

图 36.5 小量逆行线状注射 CaHA

（17）将卫生棉条塞入阴道，并嘱咐患者将其留在阴道内，至少 4h 内不要进行性生活。

另见视频 36.1。

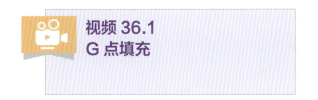

视频 36.1
G 点填充

术后护理

要求患者在术后 1 个月复诊，并再次填写 FSFI 问卷。手术结果可以通过 FSFI 问卷中的关键字进行客观分析。对于性快感没有改善的患者，可以进一步治疗。

参考文献

[1] Korda JB, Goldstein SW, and Sommer F. The history of female ejaculation. *J Sex Med* 2010;7(5):1965–1975.

[2] Gravina GL, Brandetti F, Martini P, Carosa E, Di Stasi M, Morano S, Lenzi A, and Jannini EA. Measurement of the thickness of the urethrovaginal space in women with or without vaginal orgasm. *J Sex Med* 2008 Mar;5(3):610–618.

[3] Battaglia C, Nappi RE, Mancini F, Alvisi S, Del Forno S, Battaglia B, and Venturoli S. 3–D Volumetric and Vascular Analysis of the Urethrovaginal Space in Young Women With or Without Vaginal Orgasm. *J Sex Med* 2010 Apr;7(4 Pt 1):1445–53. doi: 10.1111/j.1743–6109.2009.01650.x. Epub 2010 Jan 6.

[4] Hyung Joo Park, Ki Hwan Jung, Sun Young Kim, Ju–Han Lee, Jin Yong Jeong, and Je Hyeong Kim. Hyaluronic acid pulmonary embolism: A critical consequence of an illegal cosmetic vaginal procedure. *Thorax* 2010;65:360e361.Video 36.1 G–spot augmentation.

私密区域
臀部

Jani Van Loghem and Pieter Siebenga

37

引言

在许多文化中，臀部的形状是一个重要的美学特征。与身体的其他部位一样，臀部也会发生与年龄相关的变化。臀部下垂（由于体积流失和皮肤松弛）以及皮肤形态的改变（如条纹扩张和橘皮组织）导致患者对臀部年轻化和（或）重塑臀部形态的需求增加。目前已推出了多种臀部年轻化和重塑技术。正确评估患者的意愿对于决定采取哪种治疗方法能获得最佳效果至关重要。在治疗皮肤松弛和"橘皮样"组织时，CaHA可作为单一疗法，也可作为多维疗法的一部分。CaHA还可以提升臀部（重塑臀部），但效果不如手术提臀那么明显。

脂肪团

"橘皮样"组织是一个描述性术语，用于描述最常见于臀部和大腿后外侧的皮肤形貌改变（如凹陷或"橘皮样"外观）[1]。在女性中，"橘皮样"组织的发病率高达80%～90%，但在男性中却很少见[2]。"橘皮样"组织被认为是受皮下结缔组织畸形、循环系统异常、炎症和激素，以及局部组织张力差异影响的多因素疾病[3-4]。治疗"橘皮样"组织时，必须增强真皮层和浅层筋膜的强度和弹性。这可以通过重塑和新胶原生成来实现。最近一项针对中度至重度"橘皮样"组织女性的研究发现，CaHA与可视化微聚焦超声波联合应用，只需一次治疗就能显著改善"橘皮样"组织[5]。这两种治疗方法都以其紧致皮肤的能力而闻名，因为它们能重塑真皮层和浅层筋膜中的胶原结构，产生新胶原和弹性蛋白[5]。

解剖学危险区

在真皮与皮下交界处注射是安全的。坐骨神经和股动脉等解剖学危险区域均位于臀肌下方。

钝针臀部年轻化技术

注射位置（图37.1）。

（1）对臀部进行消毒。

（2）标记治疗区，将臀部分成4个相等的象限。

（3）CaHA稀释比例为1∶2～1∶6（取决于皮

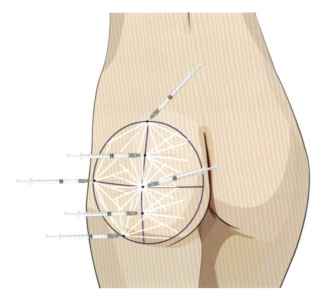

图 37.1　臀部使用钝针技术稀释 CaHA 的示意图。蓝线表示治疗区域；臀部被分为 4 个象限，白线表示稀释 CaHA 在真皮与皮下交界处的逆行线性穿刺

肤松弛的严重程度）。一般来说，1 : 3 的稀释比例就足够了。

（4）麻醉并用 21G 的锐针制作进针点（图 37.2）。

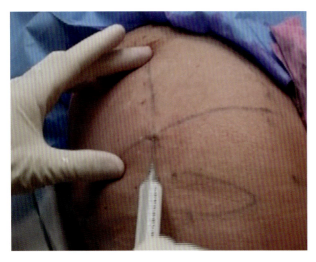

图 37.2　待治疗区的标记。注射大量 CaHA 时，可使用 10mL 注射器

（5）使用 22G、70mm 钝针，在真皮与皮下交界处以逆行线状注射 CaHA。每侧使用 1 ~ 2 支注射器。为获得最佳效果，重复治疗共 3 次，每次间隔 3 ~ 4 个月。

臀部年轻化锐针技术

注射位置见图 37.3。

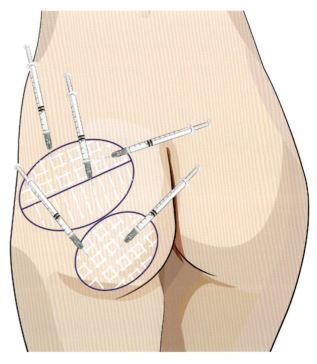

图 37.3　使用锐针技术在臀部注射稀释 CaHA 的示意图。白线表示稀释 CaHA 在真皮与皮下交界处的逆行线条

（1）按照与钝针技术相同的方法准备臀部（消毒、标记和麻醉）。

（2）CaHA 稀释比例为 1 : 2 ~ 1 : 6（取决于皮肤松弛的严重程度）。一般来说，1 : 3 的稀释比例就足够了。

（3）使用 38mm、27G 锐针。

（4）对于皮肤松弛的治疗，使用线性即可；对于"橘皮样"组织的治疗，则需要使用交叉线（图 37.4）。在真皮与皮下交界处注射 CaHA，以获得最佳效果。

（5）必要时，3 ~ 4 个月后再次治疗（图 37.5和视频 37.1）。

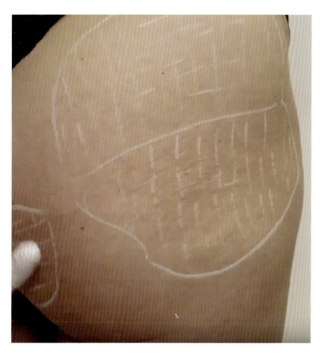

图 37.4　治疗区域的标记。上半区域采用交叉标记，以便
以最理想的方式治疗萎缩纹；下半区域有一些褶
皱，但没有萎缩纹，采用逆行线状注射即可

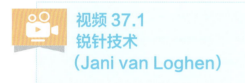

视频 37.1
锐针技术
（Jani van Loghen）

术后护理

建议在注射后用力按摩，以确保产品分布均
匀。由于浅静脉的存在，可能会出现大面积瘀伤。

附加治疗，以获得最佳效果

在大多数情况下，单一疗法无法为患者带来理
想的效果。CaHA 可用于改善肤质，收紧和提拉臀
部，但在使用少量产品的情况下，其增加体积的能
力非常有限，而且不能减少皮下脂肪团间隔。因
此，通常需要采用多种方法。根据适应证，CaHA
可与其他疗法联合应用（表 37.1）。

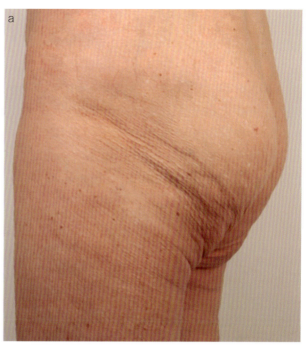

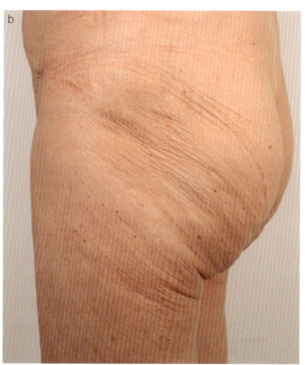

图 37.5　每侧 12mL CaHA 治疗前和治疗后 3 个月

表 37.1　治疗臀部的 CaHA 联合疗法

适应证治疗	方案
皮肤松弛	• 可视化微聚焦超声波 • 射频 • 皮下激光 • 稀释 CaHA
容量损失	• 透明质酸填充剂 • 大量 CaHA • 自体脂肪移植（脂肪填充） • 手术提臀 •（硅胶）植入物
体积过大	• 吸脂 • 射频 • 冷冻溶脂 • 注射溶脂
"橘皮样" 组织	• 皮下纤维间隔的皮下释放 • 积极吸脂

Source:Adapted from ColemanKM，PoznerJ.De*rmatol Surg* 2016 May；42(Suppl2)：S124-130.

参考文献

[1] Friedmann DP, Vick GL, and Mishra V. Cellulite: A review with a focus on subcision. *Clin Cosmet Investig Dermatol* 2017 Jan 7;10:17-23.

[2] Emanuele E. Cellulite: Advances in treatment: Facts and controversies. *Clin Dermatol* 2013;31(6):725-730.

[3] Avram MM. Cellulite: A review of its physiology and treatment. *J Cosmet Laser Ther* 2004;6(4):181-185.

[4] Piérard GE. Commentary on cellulite: Skin mechanobiology and the waist-to-hip ratio. *J Cosmet Dermatol* 2005;4(3):151-152.

[5] Casabona G, and Pereira G. Microfocused ultrasound with visualization and calcium hydroxylapatite for improving skin laxity and cellulite appearance. *Plast Reconstr Surg Glob Open* 2017 Jul 25;5(7):e1388.

[6] Coleman KM, and Pozner J. Combination therapy for rejuvenation of the outer thigh and buttock: A review and our experience. *Dermatol Surg* 2016 May;42(Suppl 2):S124-130. Video 37.1 Needle technique. (Jani Van Loghem)

私密区域 阴茎填充

John Leonardo

38

引言

患者经常表示希望增大自己的阴茎。有些人对其他男性（更衣室综合征）或伴侣对自己的看法缺乏安全感[1-2]。有些人只是想让阴茎变大。以前，治疗方法还仅限于牵引装置和手术。现在，有了有效的非手术疗法来增强男性生殖器。这些方法包括富血小板血浆（PRP）海绵体内注射和皮肤填充增大术。下面将具体介绍CaHA。

理想情况下，阴茎CaHA填充术是在PRP海绵体内注射治疗后进行的，同时配合真空泵抽气，每天2次，每次10min，持续6周[3]。我们发现这能使阴茎长度和周长增加10%～20%。这是一种创伤较小的治疗方法，我们将通过CaHA填充剂治疗加以改进。如果患者已经有了满意的尺寸，我们可以立即开始手术以增加周长。

CaHA是一种理想的皮肤填充剂，因为其肉芽肿形成率低，能刺激成纤维细胞合成胶原蛋白，而且与生理盐水混合后质地光滑。该产品在阴茎松弛时感觉柔软，而在勃起时则感觉坚挺。主要的问题是血管栓塞，尤其是供应阴茎海绵体血液循环的

背动脉。CaHA通过钝针进行皮下注射，建议使用22G钝针，以避免在皮下注射时遇到阴茎动脉。钝针的长度取决于阴茎的长度。理想情况下，只需2个进针点即可填充整个阴茎。进针点应位于阴茎横截面2点钟或10点钟位置的双侧中轴。这个位置可以避开背动脉、背神经、背深静脉和背浅静脉。

建议在手术过程中使用Accuvein等设备来观察静脉系统。在使用Accuvein时，毛发会造成视觉伪影，因此建议患者在手术前2～3天剃除毛发，以便划痕或伤口愈合。使用Accuvein进行初步扫描有助于选择正确的导引针进针点[4]。

产品的用量取决于所需的终点，第1次疗程使用等量的生理盐水稀释，平均需要4支1.5mL的CaHA。根据阴茎的长度，通常会使周长增加12.7mm。需要告知患者，一般需要进行第2次治疗，以增加周长或消除由于产品分布不均或移位造成的轮廓不规则。在第2次治疗后，阴茎轮廓的不规则现象通常不会被察觉。

理想情况下，手术过程中阴茎应勃起，以尽量减少轮廓的不规则性，因为产品可以均匀地注射到阴茎的整个长度。建议使用Trimix注射剂（一种混合了木瓜碱、酚妥拉明和前列腺素E1的药物），

因为大多数患者都能在没有身体和情感刺激的情况下实现勃起。必须检查患者最近是否使用过 PDE5 抑制剂，因为 Trimix 与这些药物合用可能会导致早泄。必须指导患者在手术日期临近时避免使用这些药物。

解剖学高风险区

需要注意的高风险区域包括以下几个方面：

● 背动脉 x2（深至 Buck 筋膜）

● 背深静脉（深至 Buck 筋膜）

● 背浅静脉

● 背神经 x2（深至 Buck 筋膜）。注射位置见 **图 38.1**。

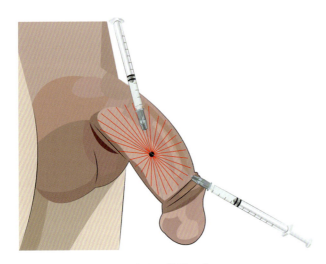

图 38.1 使用 CaHA 填充阴茎的示意图

治疗步骤

（1）对进行阴茎背神经阻滞的区域进行消毒，或只需局部使用麻醉剂，如 30% 利多卡因或 20%/10%/10% 苯佐卡因 / 利多卡因 / 丁卡因。

（2）如果采用局部麻醉，则应清洗阴茎上的化合物并进行消毒。

（3）在睾丸和阴茎周围套上收缩环，让阴茎处于半勃起状态。

（4）通过 31G 胰岛素注射器，在阴茎横截面 2 点钟或 10 点钟位置向阴茎根部注射 0.3mL Trimix。

（5）勃起后取下收缩环。

（6）再次消毒该区域。

（7）在阴茎横截面 2 点钟或 10 点钟位置的中轴上插入 21G 钝针。利用 Accuvein 确定理想位置，避免刺入血管。

（8）准备 1：1 稀释的 CaHA 和 22G、70mm 注射钝针。

（9）插入 22G 钝针，在 Accuvein 的引导下，在皮下平面以逆行线状注射 CaHA。可以看到产品注射于静脉周围。不要太浅，以免形成结节。不要太远注射于龟头下方，因为该区域的皮肤较薄（**图 38.2**）。

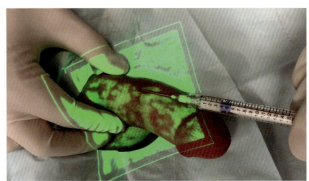

图 38.2 在 Accuvein 的引导下，从中轴横向进针点注射稀释的 CaHA

（10）在中轴以下和以上的阴茎背侧，按 8 点钟至 2 点钟位置和 4 点钟至 10 点钟位置划定的每个象限注射 1/4 的产品。为使产品分布均匀，可跨过中线。

（11）按摩产品，尽量减少轮廓的不规则性。最好在患者勃起时进行注射。为谨慎起见，应提醒患者注意这部分程序，以避免任何不必要的意外。

其他治疗方案

建议使用高弹性的 HA 来增加龟头下方的体积。未割包皮的患者应慎重使用，因为该部位的容量过大可能会导致包皮龟头炎。不过，HA 可以使用透明质酸酶溶解。

术后护理

鼓励患者进一步按摩阴茎，以消除可能出现的肿块或产品沉积不均匀的情况。建议在大约3天进行安全性行为，以便穿刺部位愈合。存在通过体液传播艾滋病病毒或肝炎的风险。如果患者不知道其伴侣的情况，这种风险会更大。

随访时间为2周评估愈合过程，3个月评估最终效果。根据3个月的评估结果，将考虑再次治疗。

6个月评估（图38.3和视频38.1）。

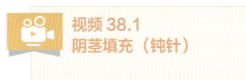

视频 38.1
阴茎填充（钝针）

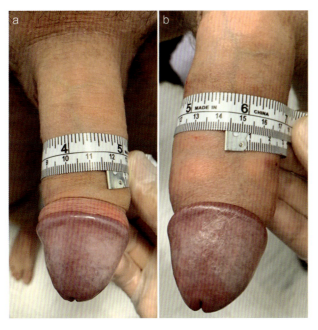

图 38.3 使用9mL生理盐水稀释的9mL CaHA，治疗前（a）和治疗后6个月（b），两次治疗间隔6周〔患者还接受了1mL透明质酸（CPM-I）治疗，位于龟头远端中轴〕。在该病例中，阴茎周长从11.6cm增至14.3cm

参考文献

[1] Oates J, and Sharp G. Nonsurgical medical penile girth augmentation: Experience-based recommendations. *Aesthet Surg J*. 2017 Oct 1;37(9):1032–1038.

[2] Hehemann MC, Towe M, Huynh LM, El-Khatib FM, and Yafi FA. Penile girth enlargement strategies: What's the evidence? *Sex Med Rev*. 2019 Jul;7(3):535–547.

[3] Epifanova MV, Gvasalia BR, Durashov MA, and Artemenko SA. Platelet-rich plasma therapy for male sexual dysfunction: Myth or reality? *Sex Med Rev*. 2020 Jan;8(1):106–113.

[4] Law KW, Ajib K, Couture F, Tholomier C, Bondarenko HD, Preisser F, Karakiewicz PI, and Zorn KC. Use of the AccuVein AV400 during RARP: An infrared augmented reality device to help reduce abdominal wall hematoma. *Can J Urol*. 2018 Aug;25(4):9384–9388.Video 38.1 Penile augmentation (cannula).

并发症管理和预防

Pieter Siebenga and Jani Van Loghem

39

目录

　　向男性和女性患者注射羟基磷灰石（CaHA）一般是安全和耐受性良好的。迄今为止，与产品相关的不良事件或其他具有临床意义的不良事件报道相对较少。

　　不良事件（AEs）可分为早期不良事件（注射后 2 周内发生）和晚期不良事件（注射后 2 周以上发生）。概况见**表 39.1**[1]。

早期安全性

　　最常报道的不良反应是局部的，它们最常被称为"注射部位反应"，如瘀伤、水肿、红斑、疼痛、瘙痒和感染（**图 39.1 ~ 图 39.3**）[2-4]。这些不良反应是短暂的、轻微的，通常不需要医疗干预。在大多数情况下，这些不良反应不会被评估为与 CaHA 相关，而被认为是医生注射技术不佳导致。其他类型的填充剂（如透明质酸填充剂）也曾出现过这些不良反应。在比较 Radiesse 和胶原蛋白

治疗患者的早期试验中，不良反应发生率和注射效果维持时间没有明显差异[2-3]。

晚期安全性

　　目前，CaHA 是仅次于透明质酸填充剂的第二大常用填充剂[5]。一项关于 CaHA 安全性和并发症的研究认为，CaHA 具有良好的安全性[1]。该综述包括对 2779 名患者进行的 5081 次治疗。结节是唯一报道的晚期 AEs，发生率为 3%（5081 例中有 166 例）。有研究指出，在所有填充剂中，CaHA 引起异物肉芽肿的比例最低[6-7]。相比之下，接受聚左旋乳酸治疗的患者结节和丘疹的发生率为 10% ~ 16%[8]。

　　虽然任何皮肤填充剂都可能发生血管损坏和栓塞，但微粒填充剂的风险会增加。此外，对于那些没有逆转程序的填充剂，后果可能会更加严重。护理人员必须了解可能发生的不良事件类型以及处理

表 39.1　注射填充剂后不良事件（AE）的常见分类

早期 AE（2 周前出现）	晚期 AE（2 周后出现）
技术因素：	感染（生物膜）：
• 非炎症性结节	• 红斑
• 不对称	• 水肿
• 轮廓不规则	• 疼痛
感染：	• 炎症性结节
• 红斑	• 溃疡
• 水肿	（肉芽肿）Ⅳ型超敏反应：
• 触痛或疼痛	• 红斑
• 脓肿	• 水肿
Ⅰ型超敏反应：	• 疼痛
• 红斑	• 炎性结节
• 水肿 / 血管性水肿	• 溃疡
Ⅳ型超敏反应：	（肉芽肿）异物反应：
• 红斑	• （非）炎症性结节
• 水肿	• 红斑
• 炎症性结节	• 水肿
• 溃疡	• 疼痛
血管栓塞：	• 溃疡
• 组织坏死	（假性）脓肿：
• 失明	• 波动性炎症肿胀
皮肤变色：	填充材料移位：
• 丁达尔效果	• 非炎症性结节
• 色素沉着症	持续存在的色素异常：
• 红斑	• 色素沉着
	• 红斑 / 丝状血管扩张

Source: From 1. Kadouch JA. Calcium hydroxylapatite: A review on safety and complications. J Cosmet Dermatol 2017 Jun;16(2):152–161, with permission.

方法。全面了解面部解剖和皮肤填充剂的特性至关重要。鉴于血管损伤的罕见性，医生可能没有识别或处理这些并发症的经验。

结节

结节是皮肤上或皮肤内轻微隆起的病变，但也可能发生在深层组织或内脏器官中。结节比丘疹大，直径超过 5mm。这是一种临床描述，与组织学诊断的肉芽肿不同[9-10]。结节的诊断并不能说明任何问题。造成结节的原因可能是填充材料定位不正确或过度矫正、产品堆积或移位、Ⅳ型

过敏反应、感染或异物反应[11-12]。注射 CaHA 后出现肉芽肿性异物反应，但迄今只有少数病例报道[10, 13-15]。

在治疗 CaHA 结节时，重要的是确定结节的类型和发病时间，因为这将决定治疗方法（图 39.4）。发病较早的结节很可能是注射技术不佳造成的，而发病较晚的结节可能是填充产品堆积或移位或异物反应造成的[12]。早期的结节可通过按摩、生理盐水或无菌水结节内注射和（或）抽吸来处理。晚期结节可以通过结节内糖皮质激素注射来治疗（图 39.5）[16-18]。由于 CaHA 与人体组织具有良好的生物相容性，因此发生炎症反应的风险极低[19-20]。CaHA 与人体骨骼结构中的矿物质成分相同，因此免疫反应极小[19, 21-22]。

注射 CaHA 后结节形成的最常见部位是嘴唇（45%）、口周（4%）和鼻唇沟（3%）。根据制造商的建议，嘴唇、口腔黏膜和唇周不应注射 CaHA。

血管损伤

面部任何部位的注射都可能导致失明，但有几个解剖学上的危险区域更容易导致视网膜中央动脉闭塞。彻底了解血管解剖是很重要的。据报道，眉间是最常见的引发失明的填充剂注射部位[23]。眶上动脉和眶上动脉分支的小血管为眉间区提供血液供应，侧支循环有限。有报道称，鼻部注射是组织坏死的主要原因，也是仅次于眉间区的视力丧失原因，因为该区域的血管侧支很少。因此，向鼻唇沟或鼻背注射可能会意外地将产品注入动脉内，如果注射器推杆压力大于动脉压力，产品可能会向近端移动进入视网膜中央动脉[24-29]。最后，在血管区域之间有广泛吻合的区域更容易发生血管栓塞，因为有可能栓塞邻近的直径较小的动脉，例如视网膜中央动脉[30]。

识别症状

据统计，由皮肤填充剂治疗（任何类型的填充剂）引起的血管损坏导致皮肤坏死的发生率，

诊断	出血	血管新生	色素沉着	丁达尔现象 / 皮肤亮白	缺血
发生时间	• 几分钟到几小时	• 几天到几周	• 几天到几周	• 数天内	
临床表现	• 深血肿可表现为亚急性肿胀，无明显瘀伤 • 可能出现暂时或永久的含铁血黄素沉积	• 皮内填充剂治疗后毛细血管扩张数天至数周 • 通常在鼻唇沟区域上段	• 炎症后色沉 • 尤其常见于 Fitzparick 分型 IV ~ VI 型人群	• 蓝色 / 浅肤色	
鉴别诊断	• 红斑（几种可能性） • 缺血（蓝 - 灰期） • 炎症后色素沉着	• 玫瑰痤疮	• 含铁血黄素沉积	• (颞前) 水肿	参见血管栓塞章节
治疗	• 含肝素或维生素 K 的软膏 • IPL • 含铁血黄素沉积：激光	• 大多数可在 3 ~ 12 个月内自愈，不需要治疗 • 激光 • IPL	• SFP50 的防晒霜 • 漂白剂 • 化学剥脱 • IPL（I ~ IV型皮肤） • Nd：YAG 激光（V ~ VI型皮肤）	• 透明质酸酶	
预防	• 当发现明显出血时立即按压 • 使用钝针 • 谨慎治疗使用口服抗凝血剂的患者	• 只在皮下注射填充剂（钝针） • 玫瑰痤疮患者的风险可能会增加	• 只在皮下注射填充剂（钝针） • 谨慎治疗 Fitzparick 分型 V / VI型人群	• 选择吸水率适合的材料 • 避免把填充剂注射得太浅	

图 39.1 皮肤颜色改变：鉴别诊断和相关治疗

诊断	介入后水肿	颧弓水肿	速发型过敏（I型）	迟发型过敏（IV型）	急性感染，LIRS
发生时间	• 数小时内	• 数天内	• 数分钟至数小时内	• 数天内	参见结节和感染章节
临床表现	• 水肿，无炎症症状（轻微红斑除外） • 距离治疗最长24～48h	• 泪沟治疗或治疗中面部治疗后的颧弓水肿	• 水肿、红斑、瘙痒 • 面部局部或全身肿胀 • 荨麻疹	• 硬化、红斑、水肿、结节（已致敏）至表现：1天（已致敏）至数周（致敏阶段为5～7天）之间	
鉴别诊断	• 过度矫正 • I型过敏 • 物理性荨麻疹 • 遗传性或获得性血管性水肿	• 过度矫正	• 生理性荨麻疹 • 遗传性或获得性血管性水肿 • 介入后水肿	• 感染 • 可能通过永久性免疫刺激转变为慢性肉芽肿反应（见有关关节的章节）	
治疗	• 冷敷 • 头部保持夜间抬高 • 透明质白酶	• 夜间保持头部抬高 • 二氧化碳激光或铒YAG激光	• 降温 • 抗组胺药 • 泼尼松	• 泼尼松	
预防	• 分多次治疗 • 玫瑰痤疮患者在治疗后出现红斑/水肿的风险增加	• 不在颧隔区进行浅表注射 • 谨防个人或家族有颧弓水肿病史	• 有"透明质酸过敏反应"病史的患者慎用 • 在不明确的情况下进行皮试	• 谨慎对待有"过敏反应填充剂"病史的患者	

图39.2 水肿：鉴别诊断和相关治疗

诊断	脓疱疮、蜂窝织炎	脓肿	疱疹	生物膜
发生时间	急性（数天内）			亚急性（数周至数月内）
疑凶	• 化脓性链球菌、金黄色葡萄球菌 • 如果在注射后 2 周发病，可能涉及非典型细菌	• 金黄色葡萄球菌 • 如果注射后后 2 周才发病，则可能涉及非典型细菌	• I 型单纯疱疹	• 假单胞菌、表皮葡萄球菌、痤疮丙酸杆菌、不动杆菌等
临床表现	• 剧烈（红斑性溃疡）或非剧烈（蜂窝织炎） • 炎性肿胀有时发热或不适 • 有时伴淋巴结肿大	• 与蜂窝织炎相似，但可触及波动的肿块	• 典型的疱疹、水疱 • 有时淋巴结结性病变	参见第 3 章节
鉴别诊断	• IV 型免疫反应 • 水肿性肉芽肿（早期发病不常见）	• 囊性肉芽肿（早期发病不常见）	• 血管损伤（坏死）	
诊断 / 治疗	• 抗生素 • 严重病例需转诊至医院	• 拭子培养 • 抗生素 • 严重病例需转诊至医院	• 抗病毒治疗	
预防	• 治疗期间注意营造无菌环境 • 只使用优质产品	• 治疗期间注意营造无菌环境 • 只使用优质产品	• 有疱疹常规病史：伐昔洛韦 500mg，每日 1 次，预防使用 3 天	

图 39.3 感染：鉴别诊断和相关治疗

炎症

遗传因素，产品因素 / 免疫因素 → 慢性肉芽肿反应

	非炎症性	炎症	
诊断/类型	积聚的填充材料/植入结节	生物膜的可能性 / 晚期炎症反应综合征（LIRS）	慢性肉芽肿反应
发生时间	• 通常立即发生 • 有时会因填充材料的移位而延迟出现	• 几周到几个月，有时甚至几年之后	
病理生理学	• 堆积的填充剂：过度矫正、植入物移位 • 结节：填充剂轻微的异物反应是生理性的；过度反应可能导致纤维化、包裹性植入结节	• 生物膜似乎是诱发永久性免疫反应的关键，从而导致慢性肉芽肿反应 • 其他免疫现象也可能起作用（如过度异物反应，IV型反应等） • 有时，在LIRS之前可能会有另一种感染（如流感、肠胃炎），并引发LIRS • 产品因素和患者因素发挥了作用	
临床表现	• 无痛 无酸痛阻力	• 炎性、触痛性结节	• 炎症性结节，斑块或很少出现囊肿 • 所有存在填充剂的部位都可能出现反应 • 组织学：硬化，肉芽肿 • 纤维化随着时间的推移而发展
鉴别诊断	• 深在性血肿、包裹性血肿	• 波动性结节：脓肿 • 肉瘤样病变	
治疗	• 积聚的填充材料：通过按摩、注射生理盐水/无菌水重新分布 • 包裹性植入结节：皮损内皮质类固醇/5-FU 或 STS	• 广谱抗生素 • 透明质酸酶（与抗生素治疗同时进行）	• 皮损内皮质类固醇注射 • 皮损内5-FU注射
预防	• 避免过度矫正，避免在高流动性区域注射	• 在治疗过程中营造无菌环境 • 避免使用比其他产品更容易产生LIRS的CaHA产品	

图39.4 结节：鉴别诊断和相关治疗

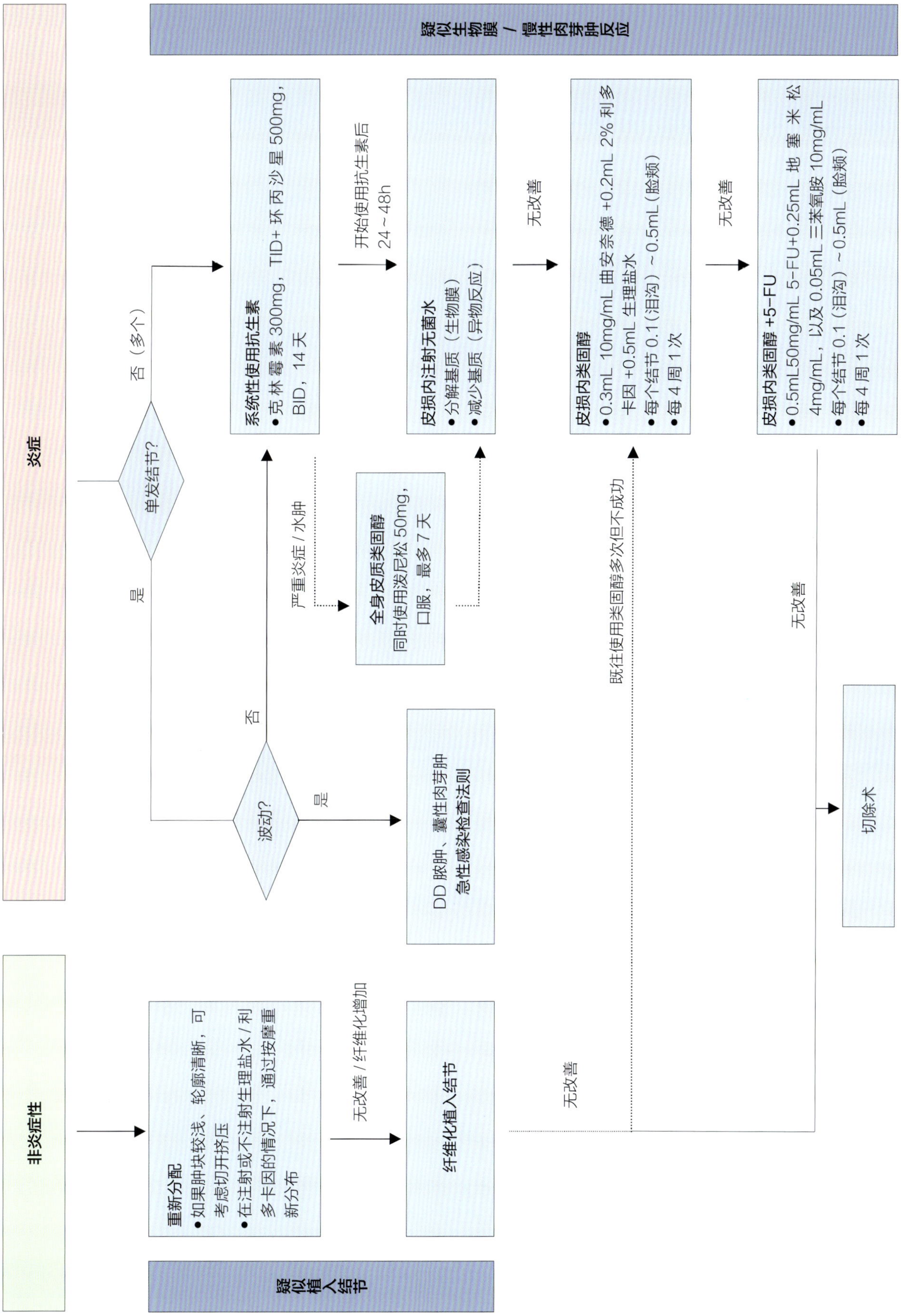

疑似生物膜 / 慢性肉芽肿反应

炎症

单发结节？

是 → **系统性使用抗生素**
- 克林霉素 300mg，TID+环丙沙星 500mg，BID，14 天

否（多个）→ 同上

严重炎症 / 水肿 → **全身皮质类固醇**
同时使用泼尼松 50mg，口服，最多 7 天

波动？
是 → **DD 脓肿、囊性肉芽肿 急性感染检查法则**
否 → 系统性使用抗生素

开始使用抗生素后 24~48h →

皮损内注射无菌水（生物膜）
- 分解基质（生物膜）
- 减少基质（异物反应）

无改善 →

皮损内类固醇
- 0.3mL 10mg/mL 曲安奈德 +0.2mL 2% 利多卡因 +0.5mL 生理盐水
- 每个结节 0.1（泪沟）~0.5mL（脸颊）
- 每 4 周 1 次

无改善 →

皮损内类固醇 +5-FU
- 0.5mL 50mg/mL 5-FU+0.25mL 地塞米松 4mg/mL，以及 0.05mL 三苯氧胺 10mg/mL
- 每个结节 0.1（泪沟）~0.5mL（脸颊）
- 每 4 周 1 次

既往使用类固醇多次但不成功 →

无改善 → **切除术**

非炎症性

疑似植入结节

重新分配
- 如果肿块较浅、轮廓清晰，可考虑切开挤压
- 在注射或不注射生理盐水 / 利多卡因的情况下，通过按摩重新分布

无改善 / 纤维化增加 → **纤维化植入结节**

无改善 →（切除术）

图 39.5 治疗结节的法则

每 10 万例中就有 1 例（0.001%）[32]。这个数字可能估计不足，更接近于 1∶10000，特别是在经验不足的注射者中，以及常规使用长而锐利的锐针时。剧烈疼痛、苍白和发青是血管损坏或栓塞的初期症状。然而，在某些情况下，患者在注射填充剂期间甚至在治疗当天可能不会出现症状或表现出缺血迹象[26, 31]。1 ~ 10min 后可能会出现组织反应（斑驳变色），之后几天可能会发展为缺血性变化、水疱和坏死。最后，可能出现继发性感染。

视网膜动脉栓塞也可能发生在面部几乎任何部位的注射后，并导致突然出现视力障碍或视力丧失，通常还会伴有剧烈疼痛［眼部、面部和（或）头痛］。此外，在视网膜动脉栓塞发生脑梗死时，可能会出现失语甚至对侧偏瘫等症状[33]。概述见**图 39.6**。

预防

注射 CaHA 时应缓慢，注射力度要小，注射剂量要小。对于深部注射，骨膜仍是首选层次，但要谨慎，因为不能保证注射到血管外。应避免大剂量注射，尤其是在眶周部位，注射量不应超过 0.025mL。此外，在其他面部区域也应谨慎注射，建议将注射剂量限制在最多 0.1mL。

在危险区域使用锐针时，应将材料置于骨膜前水平，锐针应与骨骼接触，并呈略微倾斜的角度。小口径锐针会增加柱塞压力和堵塞的可能性，这可能会导致注射器增加柱塞压力，引发血管事件。大号锐针会增加瘀青风险，但可能会降低血管内注射的风险。如果感受到意外的阻力、观察到皮肤发白或患者表示疼痛，必须立即停止注射。

降低血管损坏风险的其他方法包括逆行注射，避免在一个位置注射大量填充剂。使用含肾上腺素（肾上腺素）的局部麻醉剂可促进动脉收缩，缩小血管，从而降低填充剂进入血管的风险。不过，含有肾上腺素的产品可能会掩盖栓塞产生的褪色现象[32]。膨胀注射，也称为生理盐水水动力注射，已成功用于前额的 CaHA 注射[34-35]。用于组织水分离的膨胀溶液可为填充剂的放置创造一个空间。

在眶周区域，注射者应用非支配手的手指压迫眶上 / 滑车上 / 鼻背动脉，以防止视网膜动脉栓塞[36]。此外，作者建议在靠近眶上切迹的区域每次注射量不要超过 0.025mL（即所谓的"Jani Van Loghem 团块"）[37-38]。

血管损坏的处理

处理重点应放在快速恢复血流上（**图 39.7**）。对于注射 CaHA 后即将发生坏死的建议与治疗透明质酸填充剂引起的即将发生坏死的共识建议基本相似[39-42]。

当患者抱怨突然出现不相称的疼痛和（或）皮肤变色，或医生怀疑血液供应受到破坏时，应立即停止注射。应尝试吸出注射液并改善血流。应进行热敷和按摩，以促进血管扩张。

由于透明质酸酶具有减轻水肿的特性，因此应在血管损坏部位注射透明质酸酶[43-44]。透明质酸酶可直接注入患处，剂量为 10 ~ 30U/2cm²[44]。如果在 60min 内未见改善（如肤色变浅、毛细血管再充盈改善），则应每隔 2h 再注射 1 次透明质酸酶（重复 3 ~ 4 个周期）。

一项动物实验表明，硫代硫酸钠（STS）可以溶解 CaHA[45]。虽然仍处于实验阶段，但在使用 STS 溶解患者美容术后的 CaHA 结节时，也观察到了积极的结果[45]。因此，STS 可用于 CaHA 血管并发症的急性治疗，但要使我们相信这种化合物的潜力，还需要更多的临床研究。

应使用阿司匹林 500mg，以限制血小板聚集、血栓扩散和进一步损坏[30]。西地那非和他达拉非等药物可用于诱导平滑肌松弛、扩张血管，并可用于抑制血栓形成，增加血流量[46]。最后，可采用皮下注射低分子量肝素［如速避凝（fraxiparine）］的方法来防止栓塞近端血栓形成，并应在血管内事件发生后 4h 内注射[27]。

失明 / 视力丧失的治疗

视网膜动脉一旦栓塞，在失明不可逆转之前只

外周缺血伴有坏死可能性	视网膜缺血

诊断

症状

外周缺血伴有坏死可能性：
1. 苍白阶段
- 立即出现，发病时间＜1min，可能有痉痛感
2. 网状青斑阶段（大理石纹）
- 几分钟后（很少在几小时内），由于缺氧导致静脉扩张，这实际上是一种病理现象
3. 蓝灰色阶段
- 几刻钟到2天后，出现持续缺氧坏死迹象
4. 脓痂阶段
- 1～4天后，皮肤出现坏死迹象
5. 分界和溃疡期
- 数天至数周后，伤口二次愈合

视网膜缺血：
- 同时出现视力下降和眼痛
- 多同时出现眼睑肌瘫痪、上睑下垂、眩晕、昏厥
- 可能出现外周缺血性症状（发白）

鉴别诊断

外周缺血伴有坏死可能性：
- 麻醉时肾上腺素导致的血管收缩（苍白阶段）
- 血肿（蓝灰色阶段）
- 单纯疱疹病变（脓痂阶段）

视网膜缺血：
- 恐慌症、视神经炎、偏头痛、卒中或短暂性脑缺血发作

治疗

外周缺血伴有坏死可能性：
- 透明质酸酶可在几分钟到几小时内发挥作用
- 热敷
- 阿司匹林、他达拉非、泼尼松龙、喷托菲林
- 高压氧疗法、PRP、LED、射频、激光

视网膜缺血：
- 仔细检查视力损失
- 立即咨询并送往眼科医生处
- 眼部按摩：每2～3s将巩膜向内压入几毫米，直至到达医院
- 眼部按摩：口服阿司匹林、0.5%噻吗洛尔、1% 布林佐胺眼药水
- 用纸袋重复呼吸以增加二氧化碳（会扩张视网膜血管）
- 住院治疗，可能需要静脉注射 PGE1、地塞米松和口服喷托菲林、高压氧治疗

如何预防

- 在高风险区域使用无创伤钝针（25G 或更粗）
- 注射速度要慢
- 小容量：最大 0.1mL／次，0.1mL/ 团块，靠近眼动脉分支的眶周注射：最大 0.025mL/ 团块
- 锐针：骨膜注射：斜面向下，斜角入路，将组织拉离骨骼，避开骨面空间
- 浅层注射：皮内注射。皮下，弯曲部入路（避免团块技术）
- 避免将瘢痕、神经血管束、逆行少量 ＜0.1mL（避开张力线）
- 眶周区域：用非惯用手指按压眶上动脉，暂时阻断血流
- 避免使用小号锐针和钝针

图 39.6 血管损坏：鉴别诊断和治疗

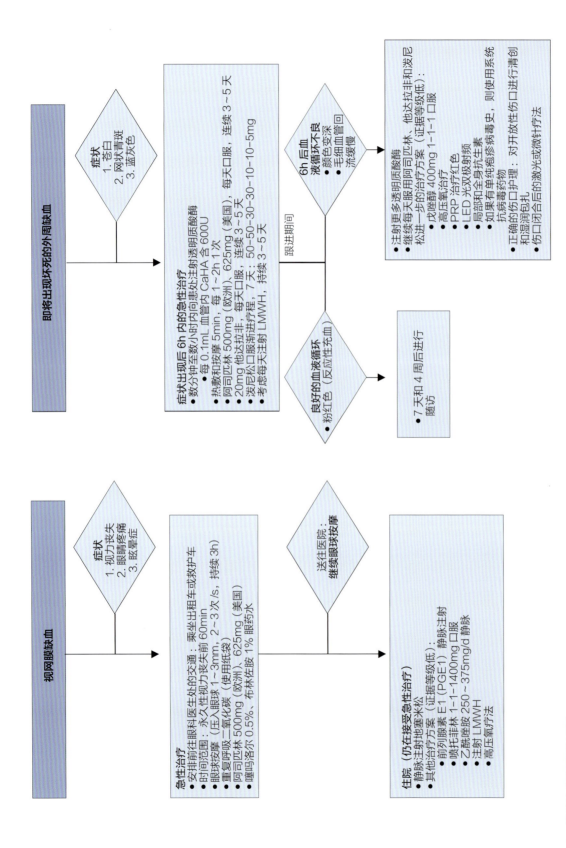

图 39.7 治疗血管损坏的法则

有短暂的机会[48]。必须立即将患者转至最近的眼科医生处，并尽可能多地提供有关产品、注射部位和注射量的信息。

迅速降低眼压是治疗的首要目标（图 39.7）。这将使栓子顺流而下，改善视网膜灌注。为了降低眼压并使栓子通过视网膜血管，应尽快开始眼球按摩。该技术包括在 1～3h 眼压的微小快速变化，直到血管中的所有视网膜栓子都被清除。眼部按摩时，患者应采取仰卧姿势，闭眼直视前方。用手指轻轻按压麻醉过的巩膜，将眼球压入几毫米，然后以每秒 2～3 次的频率松开[49]。研究发现，眼内压长时间快速的微小变化比短暂的高压眼球按摩更有利于栓子脱落。这一过程应持续到患者到达医院的眼科医生处。

β-肾上腺素能拮抗剂滴眼液（如噻吗洛尔 0.5%）、布林佐胺或乙酰唑胺等也有助于降低眼压；如果静脉注射乙酰唑胺，效果可能更好。应处方阿司匹林（500mg）以降低凝血风险，并静脉注射地塞米松以减轻炎症。另外一项急性措施是鼓励患者在纸袋中"再呼吸"，以增加血液中的二氧化碳含量，这将导致视网膜动脉血管扩张，有助于清除堵塞物[47]。关于注射 CaHA 后血管并发症治疗的共识文献已经发表，其中讨论了注射 CaHA 后血管的早期和晚期干预策略[50]。

瘢痕治疗

手术或其他原因造成的凹陷瘢痕可以通过 CaHA 得到有效治疗。在用含肾上腺素的利多卡因浸润后，用 23G 的锐针制备切口，可以松解凹陷的瘢痕。松解后，注射 CaHA 可以使瘢痕更加不明显（图 39.8）。稀释的 CaHA（1：1）和 CO_2 激光的联合疗法已被证明是治疗痤疮瘢痕最有效的疗法[51]。

参考文献

[1] Kadouch JA. Calcium hydroxylapatite: A review on safety and complications. *J Cosmet Dermatol* 2017 Jun;16(2):152–161.

[2] Loghem JV, Yutskovskaya YA, and Philip Werschler W. Calcium hydroxylapatite: Over a decade of clinical experience. *J Clin Aesthet Dermatol* 2015 Jan;8(1):38–49.

[3] Smith S, Busso M, McClaren M, and Bass LS. A randomized, bilateral, prospective comparison of calcium hydroxylapatite microspheres versus human-based collagen for the correction of nasolabial folds. *Dermatol Surg* 2007;33:S112–S121.

[4] Silvers SL, Eviatar JA, Echavez MI et al. Prospective, open-label, 18-month trial of calcium hydroxylapatite (Radiesse) for facial soft tissue augmentation in patients with human immunodeficiency virus associated lipoatrophy: One year durability. *Plast Reconstr Surg* 2006;118(Suppl):34S–45S.

[5] Cosmetic surgery National Data Bank: Statistics 2013. http://www.surgery.org/media/statistics. Accessed February 28,

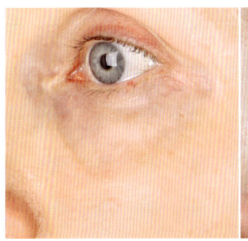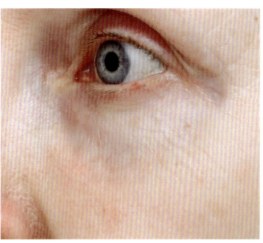

图 39.8 使用 23G 注射针进行松解并消除泪沟手术瘢痕的治疗前（左）和治疗后（右）。由于眼睑皮肤很薄，使用了稀释的 CaHA（1：10）

2016.

[6] Lemperle G, Gauthier–Hazan N, Wolters M, Eisemann–Klein M, Zimmermann U, and Duffy DM. Foreign body granulomas after all injectable dermal fillers:Part 1. Possible Causes. *Plast. Reconstr. Surg* 2009;123:1842.

[7] Lemperle G, and Gauthier–Hazan N. Foreign body granulomas after all injectable dermal fillers:Part 2. Treatment options. *Plast. Reconstr. Surg* 2009;123:1864.

[8] De Vries CG, and Geertsma RE. Clinical data on injectable tissue fillers: A review. *Expert Rev Med Devices* 2013;10:835–853.

[9] Kadouch JA, Vos W, Nijhuis EW, and Hoekzema R. Granulomatous foreign–body reactions to permanent fillers: Detection of CD123+ plasmacytoid dendritic cells. *Am J Dermatopathol* 2015;37:107–114.

[10] Daley T, Damm DD, Haden JA, and Kolodychak MT. Oral lesions associ– ated with injected hydroxyapatite cosmetic filler. *Oral Surg Oral Med Oral Pathol Oral Radiol* 2012;114:107–111.

[11] Nicolau PJ. Long–lasting and permanent fillers: Biomaterial influence over host tissue response. *Plast Reconstr Surg* 2007;119:2271–2286.

[12] Kadouch JA, Kadouch DJ, Fortuin S, van Rozelaar L, Karim RB, and Hoekzema R. Delayed–onset complications of facial soft tissue aug– mentation with permanent fillers in 85 patients. *Dermatol Surg* 2013;39:1474–1485.

[13] Requena L, Requena C, Christensen L, Zimmermann US, Kutzner H, and Cerroni L. Adverse reactions to injectable soft tissue fillers. *J Am Acad Dermatol* 2011;64:1–34; quiz 5–6.

[14] Shahrabi–Farahani S, Lerman MA, Noonan V, Kabani S, and Woo SB. Granulomatous foreign body reaction to dermal cosmetic fillers with intraoral migration. *Oral Surg Oral Med Oral Pathol Oral Radiol* 2014;117:105–110.

[15] Moulonguet I, Arnaud E, Bui P, and Plantier F. Foreign body reaction to radiesse:2 cases. *Am J Dermatopathol* 2013;35:e37–e40.

[16] Jansen DA, and Graivier MH. Evaluation of a calcium hydroxylapatite– based implant (Radiesse) for facial soft– tissue augmentation. *Plast Reconstr Surg* 2006;118(3 Suppl):22S–30S, discussion 1S–3S.

[17] Roy D, Sadick N, and Mangat D. Clinical trial of a novel filler material for soft tissue augmentation of the face containing synthetic calcium hydroxylapatite microspheres. *Dermatol Surg* 2006;32: 1134–1139.

[18] Sadick NS, Katz BE, and Roy D. A multicenter, 47–month study of safety and efficacy of calcium hydroxylapatite for soft tissue augmentation of nasolabial folds and other areas of the face. *Dermatol Surg* 2007;33(Suppl 2):S122–S126; discussion S6–7.

[19] Pavicic T. Calcium hydroxylapatite filler: An overview of safety and tolerability. *J Drugs Dermatol* 2013;12:996–1002.

[20] Flaharty P. Radiance. *Facial Plast Surg* 2000;20: 165–169.

[21] Marmur ES, Phelps R, and Goldberg DJ. Clinical, histologic, and electron microscopic findings after injection of a calcium hydroxylapatite filler.*J Cosmet Laser Ther* 2004;6:223–226.

[22] Stein J, Eliachar I, Myles J, Munoz–Ramirez H, and Strome M. Histopathologic study of alternative substances for vocal fold medialization. *Ann Otol Rhinol Laryngol* 2000 Feb;109(2):221–226.

[23] Scheuer JF 3rd, Sieber DA, Pezeshk RA et al. Anatomy of the facial danger zones: Maximizing safety during soft–tissue filler injections. *Plast Reconstr Surg* 2017;139(1):50e–58e.

[24] Ozturk CN, Li Y, Tung R, Parker L, Peck Piliang M, and Zins JE. Complications following injection of soft–tissue fillers. *Aesthet Surg J* 2013;33(6):862–877.

[25] Grunebaum LD, Bogdan Allemann I, Dayan S, Mandy S, and Baumann L. The risk of alar necrosis associated with dermal filler injection. *Dermatol Surg* 2009;35(Suppl 2):1635–1640.

[26] Tracy L, Ridgway J, Nelson JS et al. Calcium hydroxylapatite associated soft tissue necrosis: A case report and treatment guideline. *J Plast Reconstr Aesthet Surg* 2014;67:564–568.

[27] Glaich AS, Cohen JL, and Goldberg LH. Injection necrosis of the glabella: Protocol for prevention and treatment after use of dermal fillers. *Dermatol Surg* 2006;32(2):276–281.

[28] Li X, Du L, and Lu JJ. A novel hypothesis of visual loss secondary to cosmetic facial filler injection. *Ann Plast Surg* 2015;75(3):258–260.

[29] Rayess HM, Svider PF, Hanba C, Patel VS, DeJoseph LM, Carron M, and Zuliani GF. A cross–sectional analysis of adverse events and litigation for injectable fillers. *JAMA Facial Plast Surg* 2018;20(3):207–214.

[30] DeLorenzi C. Transarterial degradation of HA filler by hyaluronidase. *Dermatol Surg* 2014;40(8):832–841.

[31] Bravo BS, De Almeida Balassiano LK, Da Rocha CR, De Sousa Padilha CB, Torrado CM, Da Silva RT, and Avelleira JC. Delayed–type necrosis after soft–tissue augmentation with hyaluronic acid. *J Clin Aesthet Dermatol* 2015;8(12):42–47.

[32] Narins RS, Jewell M, Rubin M et al. Clinical conference: Management of rare events following dermal fillers—focal necrosis and angry red bumps. *Dermatol Surg* 2006;32:426–434.

[33] Lazzeri D et al. Blindness following cosmetic injections of the face. *Plast. Reconstr. Surg* 2012;129:995.

[34] Chao YY. Saline hydrodissection: A novel technique for the injection of calcium hydroxylapatite fillers in the forehead. *Dermatol Surg* 2018;44(1):133–136.

[35] Kim J. Novel forehead augmentation strategy: Forehead depression categorization and calcium–hydroxyapatite filler delivery after tumescent injection. *PRS Global Open* 2018;6:e1858.

[36] Tansatit T, Moon HJ, Apinuntrum P, and Phetudom T. Verification of embolic channel causing blindness following filler injection. *Aesthetic Plast Surg* 2015;39(1):154–161.

[37] Kahn TT et al. An anatomical analysis of the supratrochlear artery: Considerations in facial filler injections and preventing vision loss. *Aesthet Surg J* 2017;37(2):203–208.

[38] Van Loghem JAJ. Use of calcium hydroxylapatite in the upper third of the face: Retrospective analysis of techniques, dilutions and adverse events. *J Cosmet Dermatol* 2018;00:1–6.

[39] Cohen JL, Biesman BS, Dayan SH, DeLorenzi C, Lambros VS, Nestor MS, Sadick N, and Sykes J. Treatment of

hyaluronic acid filler–Iinduced impending necrosis with hyaluronidase: Consensus recommendations. *Aesthet Surg J* 2015;35(7):844–849.

[40] King M, Convery C, and Davies E. The use of hyaluronidase in aesthetic practice. *J Clin Aesthet Dermatol* 2018;11(6):428–434.

[41] DeLorenzi C. Complications of injectable fillers, part I. *Aesthet Surg J* 2013;33(4):561–575.

[42] DeLorenzi C. New high dose pulsed hyaluronidase protocol for hyaluronic acid filler vascular adverse events. *Aesthetic Surg J* 2017;37:1–12.

[43] Engstrom–Laurent A, Feltelius N, Hallgren R et al. Raised serum hyaluronate levels in scleroderma: An effect of growth factor induced activation of connective tissue cells? *Ann Rheum Dis* 1985;44:614–620.

[44] Dayan SH, Arkins JP, and Mathison CC. Management of impending necrosis associated with soft tissue filler injections. *J Drugs Dermatol* 2011;10:1007–1012.

[45] Robinson DM. In vitro analysis of the degradation of calcium hydroxylapatite dermal filler: A proof-of-concept study. *Dermatol Surg* 2018;44(Suppl 1):S5–S9.

[46] Beer K, Downie J, Beer J. A treatment protocol for vascular occlusion from particulate soft tissue augmentation. *J Clin Aesthet Dermatol* 2012;5:44–47.

[47] Walker L, and King M. This month's guideline: Visual loss secondary to cosmetic filler injection. *J Clin Aesthet Dermatol* 2018;11(5):E53–E55.

[48] Loh KT, Chua JJ, Lee HM, Lim JT, Chuah G, Yim B, and Puah BK. Prevention and management of vision loss relating to facial filler injections. *Singapore Med J* 2016;57(8):438–443.

[49] Baker DL. Gentle, prolonged ocular massage can restore vision after retinal artery occlusion. Healio.com website. Ocular Surgery News U.S. [Access date: 1 Dec 2018]. https://www.healio.com/ophthalmology/retina–vitreous/news/print/ocular–surgery–news/%7b39ac5b8e–e0c2–4e4a–9df4–cf1b1a77f289%7d/gentle–prolonged–ocular–massage–can–restore–vision–after–retinal–artery–occlusion Edition. July 1, 2004.

[50] Van Loghem JAJ, Funt D, Pavicic T et al.. Managing intravascular complications following treatment with calcium hydroxylapatite: An expert consensus. *J Cosmet Dermatol*. 2020 Mar 17. doi:10.1111/jocd.13353. [Epub ahead of print]

[51] Koren A, Isman G, Cohen S et al. Efficacy of a combination of diluted calcium hydroxylapatite–based filler and an energy–based device for the treatment of facial atrophic acne scars. *Clin Exp Dermatol*. 2019 Jul;44(5):e171–e176. doi: 10.1111/ced.13952. Epub 2019 Mar 29.